DIE 100 BESTEN GESUNDHEITSTIPPS

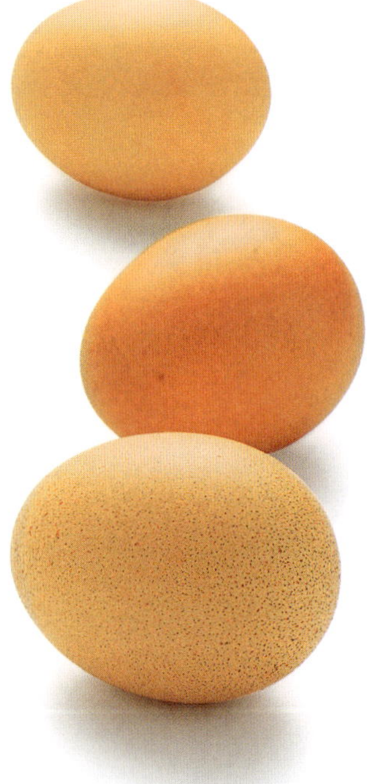

DIE 100 BESTEN GESUNDHEITSTIPPS

JANET WRIGHT

Für meine Mutter Marie Joan Wright und meinen Mann David Hall

Deutsche Übersetzung: Christoph Eiden, Heinsberg
Satz: ce redaktionsbüro für digitales publizieren, Heinsberg
Covergestaltung: Martin Markstein
Redaktion: Sandra Jacobi

Gesamtherstellung: Tandem Verlag GmbH, Potsdam

MIX
Papier aus verantwortungsvollen Quellen
FSC
www.fsc.org
FSC® C107529

ISBN: 978-3-8427-0627-9

10 9 8 7 6 5 4 3 2

INHALT

EINLEITUNG 6

GUT FÜR DIE GESUNDHEIT 10
Cranberrys, Kiwi, Orange, Himbeeren, Rosenkohl, Karotte, Grünkohl, Zwiebel, Paprika, Basilikum, Gewürznelken, Koriander, Senf, Kurkuma, Kichererbsen, Muscheln, Wild, Honig

ZUM ENTGIFTEN UND BEI VERDAUUNGSBESCHWERDEN 30
Zitrone, Trockenpflaumen, Apfel, Artischocke, Rote Bete, Brokkoli, Blumenkohl, Salatgurke, Krause Endivie, Brunnenkresse, Schwarzer Pfeffer, Kreuzkümmel, Ingwer, Pfefferminze, Joghurt

FITMACHER 46
Trauben, Ananas, Wassermelone, Alfalfasprossen, Stangensellerie, Kartoffel, Grüne Bohnen, Spinat, Schwarze Bohnen, Linsen, Kürbiskerne, Weizenkeime, Cashewkerne, Hühnchen, Käse, Eier, Tomatensaft

BEI GEWICHTSPROBLEMEN 64
Grapefruit, Birne, Galia-Melone, Erdbeeren, Zucchini, Erbsen, Knoblauch, Rukola, Chili, Mandeln, Roggen, Tofu, Thunfisch, Hüttenkäse, Apfelessig, Grüner Tee

FÜR MENTALES UND SEELISCHES WOHLBEFINDEN 82
Aprikose, Banane, Spargel, Avocado, Algen, Süßkartoffel, Zimt, Rosmarin, Salbei, Kidneybohnen, Naturreis, Paranüsse, Sonnenblumenkerne, Leinsamen, Austern, Milch

LEBENSVERLÄNGERER 100
Heidelbeeren, Feigen, Kirschen, Granatapfel, Aubergine, Kohl, Porree, Grüner Salat, Pilze, Oliven, Mangold, Kürbis, Oregano, Hafer, Lachs, Walnüsse, Rotwein, Tee

BESCHWERDEN IM ÜBERBLICK 120
GLOSSAR 126
REGISTER 128

LEGENDE

- antioxidant
- antibakteriell
- antiviral
- entzündungshemmend
- hormonregulierend
- gut für das Herz
- krebsvorbeugend
- verjüngend
- gut für die Haut

Einleitung

Durch richtige Ernährung lässt sich sehr viel für die Gesundheit und gutes Aussehen tun. In diesem Buch habe ich *Die 100 besten Gesundheitstipps* zusammengestellt – 100 Lebensmittel voll gesunder Inhaltsstoffe, die sich leicht in den täglichen Speiseplan integrieren lassen.

In Kapitel 1 *Gut für die Gesundheit* lesen Sie, mit welchen Lebensmitteln Sie Ihr Immunsystem stärken, Entzündungen hemmen und Heilungsprozesse fördern können. Kapitel 2 beschäftigt sich mit Nahrungsmitteln zur Entgiftung, die das Verdauungssystem anregen und die Selbstreinigungsfunktion des Körpers stärken sowie Linderung bei Beschwerden wie Verstopfung, Übelkeit und Reizdarmsyndrom bringen. Kapitel 3 – *Fitmacher* – zeigt, womit sich Energiehaushalt und Leistungsfähigkeit, Kraft und Ausdauer aufbauen lassen, sodass der Körper Nahrung nicht in Fettreserven anlegt, sondern Muskeln aufbaut. In Kapitel 4 geht es um Speisen, die lange und nachhaltig satt machen, eine Gewichtszunahme vermeiden helfen und den Blutzuckerspiegel regulieren. Kapitel 5 beschäftigt sich mit Nährstoffen, die Gedächtnis, Libido, Stimmung, Schlafqualität und geistige Beweglichkeit fördern. Hier finden Sie auch Lebensmittel, die Beschwerden durch PMS und Menopause lindern helfen. Kapitel 6 schließlich präsentiert Lebensmittel, die zur Vorbeugung chronischer Krankheiten und Beschwerden im fortgeschrittenen Alter beitragen, darunter Krebs, Herz-Kreislauf-Erkrankungen, Diabetes, Arthritis, Osteoporose, Erkrankungen der Prostata sowie altersbedingte Beschwerden von Augen und Haut.

VIELFÄLTIG ESSEN

Zweifellos sind bestimmte Nahrungsmittel zur Vorbeugung bestimmter Krankheiten besser geeignet als andere, aber es wäre fatal, vorwiegend Lebensmittel nur aus einer Gruppe zu verwenden. Obst und Gemüse beispielsweise kann generell als gesundheitsfördernd angesehen werden. Auch Herz-Kreislauf-Erkrankungen oder Krebs lassen sich durch eine ganze Reihe von Nahrungsmitteln vorbeugen. Die Symbole am Kopf jeder Seite geben Aufschluss über die besonderen Eigenschaften des jeweiligen Nahrungsmittels.

Viele Beschwerden entstehen durch einen Mangel an Nährstoffen und können durch eine entsprechende Kost beseitigt werden. Mit viel Gemüse und Obst, Vollkornprodukten, ausgewählten Fleischsorten und Milchprodukten sind Sie immer auf der richtigen Seite.

LEBENSMITTEL LAGERN

Der Vitamingehalt von frischem Obst und Gemüse verringert sich während der Lagerung. Frische Ware sollte man im Kühlschrank oder an einem kühlen Platz aufbewahren und möglichst zügig verbrauchen. Frische Kräuter gibt man am besten mit etwas Salz in ein sauberes Schraubglas und bedeckt sie mit Olivenöl. In feuchtes Küchenpapier gewickelt halten sie sich auch im Kühlschrank einige Tage. Frisches Fleisch legt man auf einen sauberen Teller, der auf das unterste Kühlschrankbord gestellt wird, damit kein Fleischsaft auf andere Lebensmittel tropfen kann.

ERGÄNZUNGSPRÄPARATE

Es ist generell sinnvoller, durch eine ausgewogene Ernährung eine gute Nährstoffversorgung sicherzustellen, als Ergänzungspräparate einzunehmen. Obst und Gemüse, im Ganzen gegessen, liefert die komplette Bandbreite der wichtigen Nährstoffe, und das im richtigen Verhältnis. Betacarotin beispielsweise ist so gesund für die Lunge, dass sich bei Rauchern, die mit der Ernährung viel von diesem Stoff zu sich nehmen, das Lungenkrebsrisiko verringern kann. Eine Überdosierung von Nährstoffen durch den Genuss von Obst und Gemüse ist nahezu unmöglich. Es kann aber leicht passieren, dass durch die Ein-

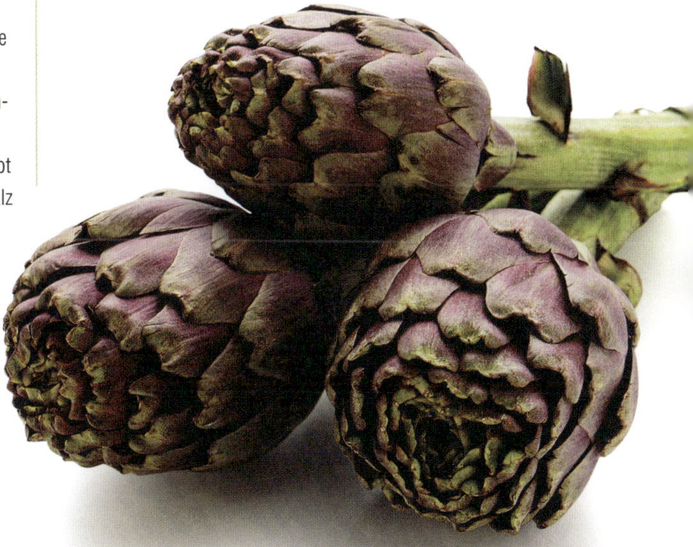

EMPFOHLENE NAHRUNGSMITTEL
Grünkohl für das Immunsystem (siehe Seiten 16–17)
Muscheln gegen Entzündungen (siehe Seiten 26–27)
Äpfel für eine gesunde Verdauung (siehe Seiten 32–33)
Grüne Bohnen für die Fitness (siehe Seiten 52–53)
Knoblauch zur Gewichtsreduktion (siehe Seiten 70–71)
Tofu für die Fettverbrennung (siehe Seiten 76–77)
Algen für emotionales Wohlbefinden (siehe Seiten 86–87)
Leinsamen gegen hormonelle Beschwerden (siehe Seiten 96–97)
Kirschen gegen Alterserscheinungen (siehe Seiten 102–103)
Walnüsse für ein gesundes Herz (siehe Seiten 116–117)

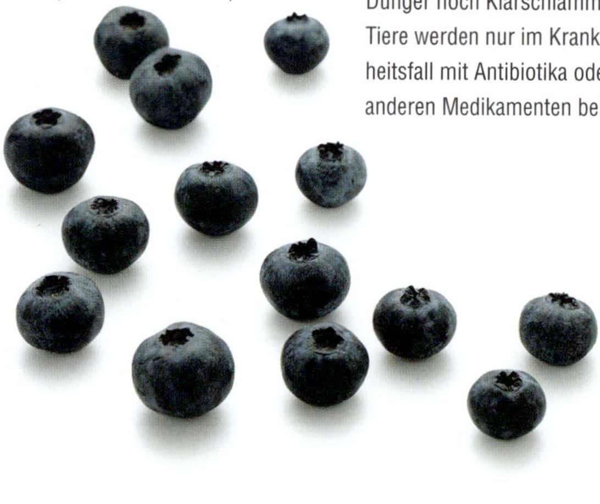

nahme von Ergänzungsstoffen der Vitamin- und Mineralstoffhaushalt aus dem Gleichgewicht gerät. Eine Ausnahme bildet Vitamin B12. Vegetarier sind durch ihre Ernährungsgewohnheiten für Vitamin-B12-Mangel anfällig und können diesen durch ein Ergänzungspräparat ausgleichen.

BIO-WARE

Biologische Lebensmittel werden heute fast genauso produziert wie vor Jahrtausenden. Biobauern verwenden im Ackerbau weder synthetische Dünger noch Klärschlamm. Tiere werden nur im Krankheitsfall mit Antibiotika oder anderen Medikamenten behandelt, jedoch nicht zur Beschleunigung der Gewichtszunahme oder als Vorbeugung gegen Krankheiten, die in der Massentierhaltung auftreten können. Bio-Lebensmittel wurden weder einer Strahlenbehandlung ausgesetzt noch enthalten sie genetisch verändertes Material.

Es lohnt sich, etwas mehr für Bio-Ware auszugeben, denn so vermeidet man die Aufnahme von chemischen Rückständen und verringert auch das Risiko von Krankheiten, etwa Salmonelleninfektionen durch Geflügel. Viele Studien – wenn auch nicht alle – belegen, dass Bio-Lebensmittel einen höheren Nährstoffgehalt besitzen als konventionelle; auf jeden Fall hat keine Studie nachgewiesen, dass sie weniger gesund sind. Hinzu kommt, dass in der Bio-Landwirtschaft die Fleischproduktion tierfreundlicher ist und der Ackerbau die Umwelt weniger schädigt.

Zumindest Fleisch und andere Tierprodukte sollten Sie in Bio-Qualität kaufen. Zudem sollten Sie keine Lebensmittel kaufen, die gerade nicht Saison haben, beispielsweise Salat im Winter.

ZUTATEN

Kaufen Sie also möglichst Obst und Gemüse, das gerade Saison hat. Besonders hoch ist der Nährstoffgehalt von Produkten aus der Region. Besonders nährstoffschonend ist die Zubereitung im Wok oder in der Pfanne. Etwas Öl sorgt dafür, dass der Körper auch fettlösliche Nährstoffe wie Vitamin A und D aufnehmen kann. Blattgemüse sollte man nur wenige Minuten über kochendem Wasser dämpfen.

FLEXIBLE REZEPTE

Viele Rezepte basieren auf traditionellen Gerichten aus aller Welt. Reist man in die Länder, aus denen sie stammen, wird man zahllose Varianten des jeweiligen Gerichts entdecken. Es bleibt jedem selbst überlassen, die Mengen zu variieren und Zutaten nach Geschmack auszutauschen. Darin liegt ja zum Teil der Spaß am Kochen. Salz kommt in den Rezepten dieses Buches selten vor. Es kann nach Belieben verwendet werden. Wer jedoch grundsätzlich salzt, sollte es einmal ohne probieren!

HINWEISE

- Obst und Gemüse immer waschen. Konventionell angebaute Produkte gut abschrubben oder schälen, Bio-Produkte gründlich abspülen.
- Sprossen besonders gründlich waschen, weil ihre Wachstumsbedingungen die Ansiedlung von Mikroben begünstigen.
- Bohnen, vor allem Kidneybohnen, können toxisch wirken, wenn sie nicht korrekt gekocht werden. Kidneybohnen aus der Konserve kann man gefahrlos genießen und sie sind, im Gegensatz zu den meisten anderen Konservenprodukten, ebenso gesund wie frische. Getrocknete Bohnen müssen mindestens 5 Stunden eingeweicht werden. Dann abgießen und in frischem Wasser 10 Minuten kochen. Danach erneut abgießen und in der zwei- bis dreifachen Wassermenge mindestens eine Stunde garen. Linsen müssen nicht eingeweicht werden. Beim Kochen auf die Wassertemperatur achten; halb gare Bohnen sind noch unverträglicher als rohe.
- Meeresfrüchte immer gründlich säubern. Muscheln mit beschädigten oder offenen Schalen aussortieren. Muscheln, deren Schalen nach dem Kochen noch geschlossen sind, nicht verzehren.
- Fleisch sollte stets durchgegart sein. Nicht zu scharf braten, denn dann tritt eine chemische Reaktion ein, die in Verdacht steht, Krebs zu verursachen.
- Wer an einer Gesundheitsstörung leidet, sollte vor jeder Ernährungsumstellung seinen Arzt konsultieren.

001

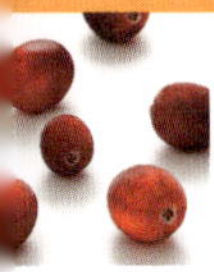

Cranberrys

NÄHRSTOFFE
Vitamine C, K; Mangan; Ballaststoffe

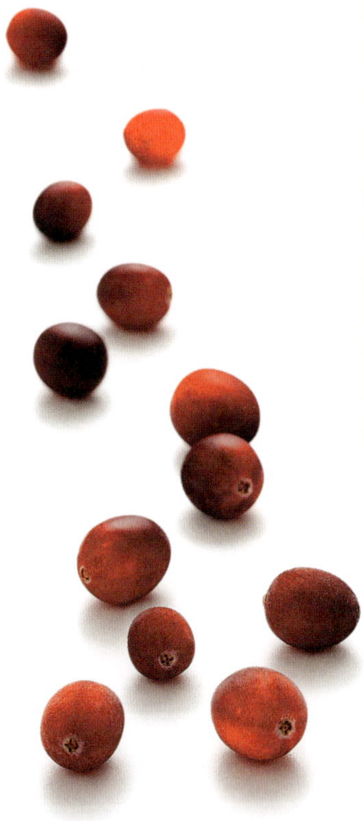

Bakterien haben gegen diese unscheinbaren, aber schmackhaften Früchte keine Chance.

Trockenobst wie Korinthen oder Rosinen eignen sich, in Cranberrysaft eingeweicht, für ein schmackhaftes Kompott.

In der Geschichte der Naturheilmittel haben Cranberrys ihren Wert beim Vorbeugen gegen Harnwegsinfektionen wie Zystitis hinlänglich unter Beweis gestellt. Ihre Wirkstoffe hindern Bakterien an der Produktion eines Biofilms, wofür vor allem die Proanthocyanidine verantwortlich sind, Flavonoide, deren Anteil bei Cranberrys höher ist als bei jeder anderen Beerenart. Diese sekundären Pflanzenstoffe verhindern das Anhaften von Bakterien an das Epithel der Harnröhre und beugen auf gleiche Weise Mund- und Mageninfektionen vor.

CRANBERRYSAUCE

115 g getrocknete Cranberrys
250 ml Cranberry- oder Orangensaft
2-cm-Stück Ingwer, geschält und fein gehackt
1 EL Rotwein (nach Belieben)
2 EL Honig

Cranberrys in dem Saft 30 Minuten einweichen. Aufkochen, Ingwer und Wein hinzufügen und 10 Minuten unter gelegentlichem Rühren köcheln lassen, dann den Honig einrühren. Passt zu Fleischgerichten oder gerösteten Nüssen.

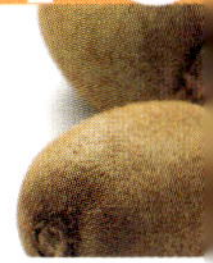

Kiwi

Die vitaminreichen und erfrischenden Früchte lassen Sie wieder frei atmen.

Kaum zu glauben, dass reife Kiwis mehr Vitamin C als die meisten Zitrusfrüchte enthalten. Dabei schützt dieses Vitamin nicht nur vor Erkältungen, sondern kann weit mehr: Seine infektions- und entzündungshemmenden Eigenschaften wirken besonders effektiv bei Atemwegserkrankungen wie Husten oder Nasenkatarrhen, aber auch bei Asthma. Darüber hinaus sind Kiwis positiv für Herzfunktionen und Sehkraft. Regelmäßiger Genuss senkt die Cholesterinwerte und verhindert das Verklumpen von Blutplättchen. Kiwis sollten allerdings nicht an Kleinkinder verabreicht werden, weil diese allergisch reagieren könnten.

NÄHRSTOFFE

Vitamine C, E, Betacarotin; Kalium, Kupfer, Magnesium; Ballaststoffe

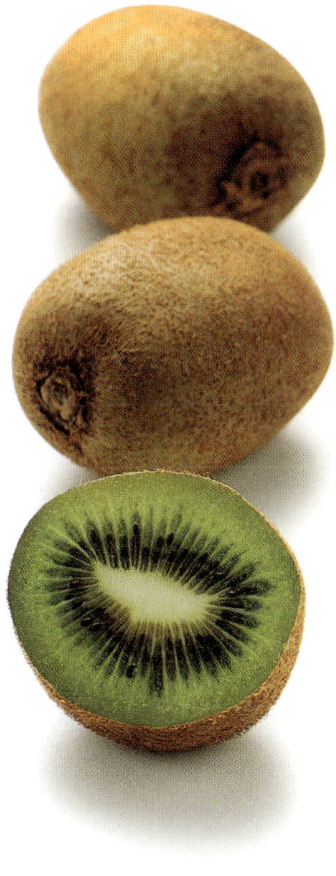

KIWI-AVOCADO-SALAT

2 Avocados, entsteint und in Stücken
1 Apfel, geschält und in Scheiben
3 Kiwis, in Stücken
2 TL Zitronensaft
3 EL Olivenöl
1 EL Weinessig
100 g grüner Salat, zerpflückt

Avocados, Apfel und 2 Kiwis vermischen. Die restliche Kiwi auspressen und mit Öl und Essig über das Obst geben. Auf einem Salatbett servieren.

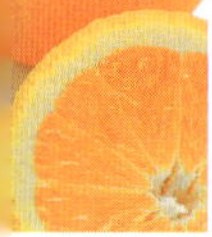

Orange

NÄHRSTOFFE
Vitamine A, B1, C, Folat; Calcium, Kalium; Ballaststoffe

Bekannt als Vitamin-C-Bomben, enthalten Orangen noch viele andere krankheitsbekämpfende Stoffe.

Orangen sind vor allem wegen ihrer immunsystemstärkenden Eigenschaften beliebt. Eine mittelgroße Apfelsine enthält mehr als den durchschnittlichen Tagesbedarf an Vitamin C. Vor allem bei Erkältungen und Atemwegserkrankungen wie Asthma helfen Orangen, sie reduzieren aber auch das Risiko von Magengeschwüren, Nierensteinen und Krebs. Ihr Fruchtzuckergehalt ist bei der Regulierung von durch Diabetes versursachten Blutzuckerschwankungen hilfreich, und ein Teelöffel der geriebenen Schale einer unbehandelten Orange hilft, die Cholesterinwerte zu senken. Alle Zitrusfrüchte enthalten Limonoide, die für ihre krebshemmenden und cholesterinsenkenden Eigenschaften bekannt sind.

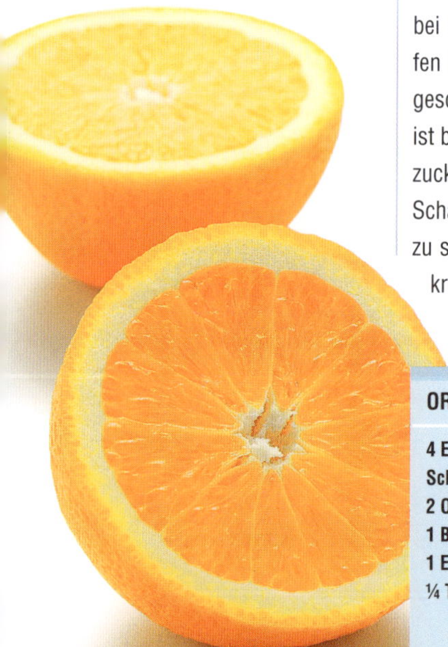

ORANGEN-JOGHURT-BECHER

4 EL Joghurt
Schale ½ Orange, gerieben
2 Orangen, filetiert
1 Banane, in Scheiben
1 EL Beeren
¼ TL Zimt

Joghurt und Orangenschale vermischen und kühl stellen. Die restlichen Zutaten in einer Schüssel vermischen und ebenfalls kühl stellen. Den Fruchtsalat auf Schalen verteilen und mit dem Joghurt garniert sofort servieren.

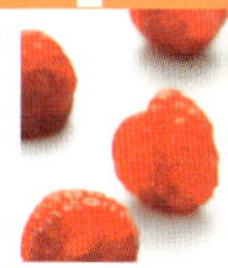

Himbeeren

Klein, aber kräftig: Himbeeren helfen gegen Pilzinfektionen und bei Reizdarmsyndromen.

Die Anthocyane geben der Himbeere nicht nur ihre Farbe, sondern verantworten auch die antimikrobiellen Eigenschaften. Sie verhindern die Ansiedlung von unerwünschten Bakterien und Pilzen im Verdauungssystem, wie zum Beispiel von *Candida albicans,* einem Hefepilz, der nicht nur die Schleimhäute des Mundes, des Rachens und des Genitalbereichs befällt, sondern auch mit den unerfreulichen Folgen des Reizdarmsyndroms in Verbindung gebracht wird. Wie alle Beeren sind Himbeeren reich an Antioxidantien. Sie fördern die Sehkraft, reduzieren das Krebsrisiko, und ihre löslichen Ballaststoffe halten den Blutzuckerspiegel konstant.

NÄHRSTOFFE

Vitamine B2, B3, C, Folat; Kalium, Kupfer, Magnesium, Mangan; Ballaststoffe

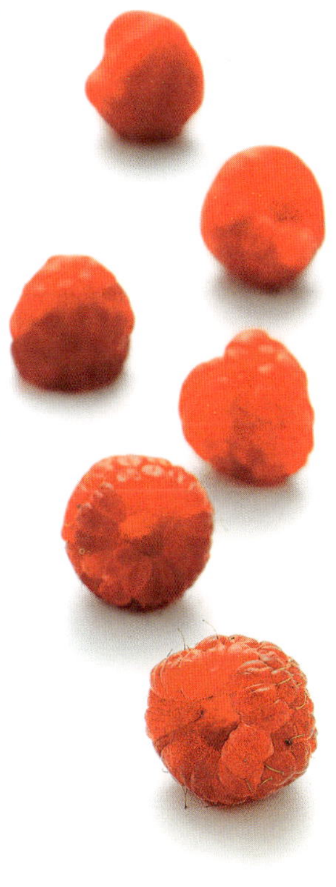

HIMBEEREN-SORBET

450 g Himbeeren
Saft und Schale von 2 Limetten
2 EL Honig

Himbeeren in einem Mixer pürieren. Durch ein Sieb geben und den Sirup mit den restlichen Zutaten zusammen mit 250 ml Wasser vermischen. 2–3 Stunden einfrieren. Mit einem Nudelholz zerschlagen und nochmals im Mixer pürieren, bis die Masse eine cremige Konsistenz hat. Einfrieren und fest werden lassen.

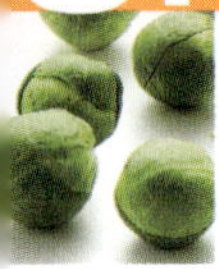

Rosenkohl

Man sieht den kleinen, knackigen Röschen gar nicht an, wie viele wertvolle Nährstoffe für das Immunsystem in ihnen stecken.

Rosenkohl ist ein außerordentlich gesundes Nahrungsmittel. Vor allem während der Wintermonate, wenn Infektionen an der Tagesordnung sind, stärkt er das Immunsystem. Neben seinem hohen Vitamin- und Mineralstoffgehalt punktet er mit krankheitshemmenden phytochemischen Stoffen wie Senfölglycosiden, die vor Karzinogenen schützen sollen, die beim Überhitzen von Fleisch entstehen, sowie antioxidativen Phenolen. Rosenkohl ist aber auch gut für eine straffe und glänzende Haut.

NÄHRSTOFFE

Vitamine B1, B2, B6, C, E, K, Betacarotin, Folat; Calcium, Eisen, Kalium, Kupfer, Magnesium, Mangan, Phosphor; Ballaststoffe; Omega-3-Fettsäuren; Protein

ROSENKOHL MIT KASTANIEN

4 Speckstreifen (nach Belieben)
400 g Rosenkohl, geputzt
400 g Esskastanien, gegart oder vakuumverpackt
25 g Butter
Salz und Pfeffer

Den Speck anbraten (falls verwendet) und in Stückchen schneiden. Den Rosenkohl 10 Minuten garen, sodass er noch bissfest ist, dann abgießen. Kastanien, Butter und Speck hinzufügen. Abschmecken und sofort servieren.

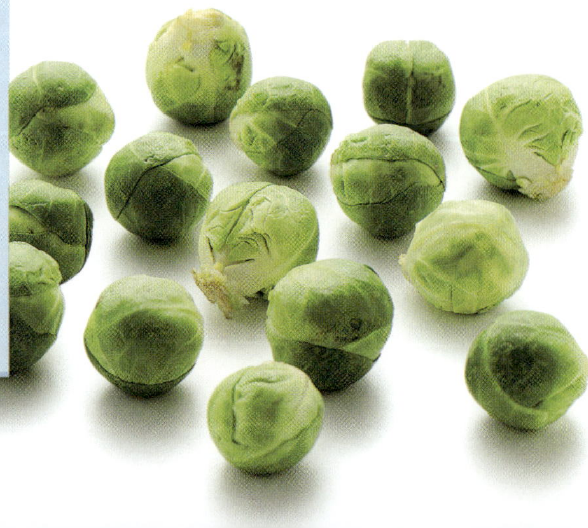

Karotte

Licht ins Dunkel bringt auch die Karotte nicht. Aber gut für Augen und Sehkraft ist sie zweifelsfrei.

Unter den Gemüsesorten bieten Karotten die reichste Quelle an Carotinoiden, zu denen das Betacarotin gehört. Dieses bestimmt nicht nur die Farbe der Möhre, sondern ist dafür verantwortlich, dass die Karotte die Sehkraft stärkt, vor allem im Dämmerlicht. Karotten haben starke Zellwände. Ihre Nährstoffe geben sie am besten als Saft oder gekocht frei, denn Carotin kann vom menschlichen Organismus nur in Verbindung mit Fett aufgenommen werden. Daher Karotten immer mit etwas Öl, Butter oder Sahne zubereiten!

Mit nur einer Karotte pro Tag können Raucher das Risiko von Lungenkrebs um die Hälfte reduzieren.

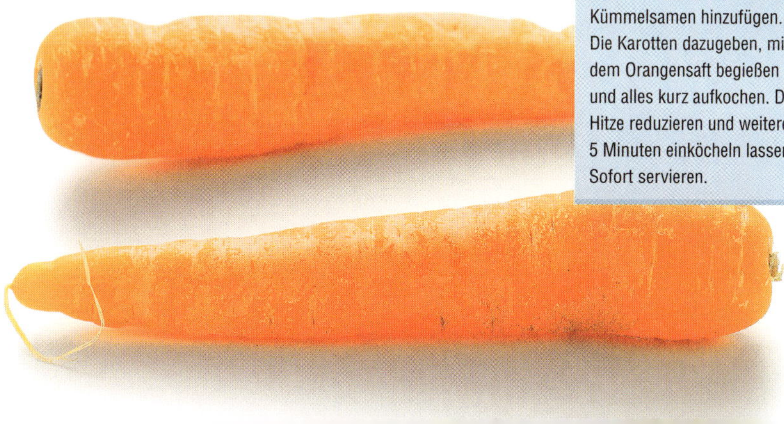

NÄHRSTOFFE

Vitamine C, K, Betacarotin; Kalium; Ballaststoffe

KAROTTEN À L'ORANGE

450 Karotten, in Streifen
1 EL Olivenöl
200 g Zwiebeln, gehackt
1 TL Kümmelsamen
4 EL Orangensaft

Die Karotten 5 Minuten in Wasser garen, dann abschütten. Öl in einer Pfanne erhitzen und die Zwiebeln darin glasig dünsten, dann für weitere 2 Minuten die Kümmelsamen hinzufügen. Die Karotten dazugeben, mit dem Orangensaft begießen und alles kurz aufkochen. Die Hitze reduzieren und weitere 5 Minuten einköcheln lassen. Sofort servieren.

007

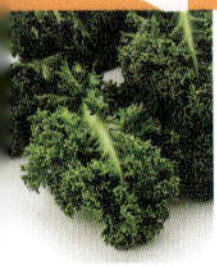

Grünkohl

NÄHRSTOFFE
Vitamine B6, C, E, K, Betacarotin; Calcium, Kalium, Kupfer, Mangan; Ballaststoffe

BUNTER GRÜNKOHLTOPF

450 g Karotten, in Schnitzen
220 g Zuckermais
450 g Grünkohl, grob gehackt
1 rote Paprika, entkernt und in Stücken
Salz und Pfeffer, zum Abschmecken

500 ml Wasser zusammen mit den Karotten und dem Zuckermais aufkochen, 5 Minuten köcheln lassen. Grünkohl und Paprika hinzufügen und weitere 3 Minuten garen. Abschmecken und sofort servieren.

Das nährstoffreiche Wintergemüse bringt Sie gesund durch die kalte Jahreszeit.

Während der Saison hat Grünkohl weniger chemische Rückstände.

Dunkelgrünes Blattgemüse ist generell höchst nährstoffreich, und Grünkohl gehört zu den Favoriten in dieser Liga. Vor allem im Winter steht das Immunsystem unter Beschuss; da bedarf es eines Vitamin-C-haltigen Gegenmittels. Grünkohl enthält viel Vitamin C und schützt so vor grippalen Infekten und Erkältungen. Seine entzündungshemmenden Eigenschaften lindern ebenso Asthmaattacken und Gelenkschmerzen.

Gesundheit auch im Winter

Neben seinen immunsystemfördernden Eigenschaften liefert Grünkohl knochenstärkendes Calcium, was gerade während der kalten Jahreszeit hilfreich ist, weil man sich eher wenig bewegt. Lutein und Zeaxanthin fördern die Sehkraft. Die Ballaststoffe des Grünkohls wirken ausgleichend auf den Blutzuckerspiegel – und das bei nur 20 Kalorien pro Portion. Inzwischen sind auch seine antioxidanten, entschlackenden und krebsvorbeugenden Eigenschaften anerkannt.

Grünkohl bekämpft Nikotinschäden

Grünkohl hat einen ausgesprochen hohen Gehalt an Betacarotin. Gerade als Raucher oder passiver Raucher leidet der Körper an einem Mangel an Vitamin A, eine Ursache für Lungenkrankheiten wie Emphyseme und Krebs. Nahrungsmittel mit viel Betacarotin, die der Körper in Vitamin A umsetzt, wirken da als potentes Gegenmittel.

SESAM-GRÜNKOHL

1 EL Sesamöl
2 Knoblauchzehen, zerdrückt
450 g Grünkohl, grob gehackt
1 TL Sojasauce
1 EL geröstete Sesamsamen

Öl erhitzen und den Knoblauch 30 Sekunden andünsten. Den Grünkohl und 2 Esslöffel Wasser hinzufügen und unter ständigem Rühren aufkochen lassen, bis das Wasser verdunstet ist. Die Sojasauce und kurz vor dem Servieren die Sesamsamen einrühren.

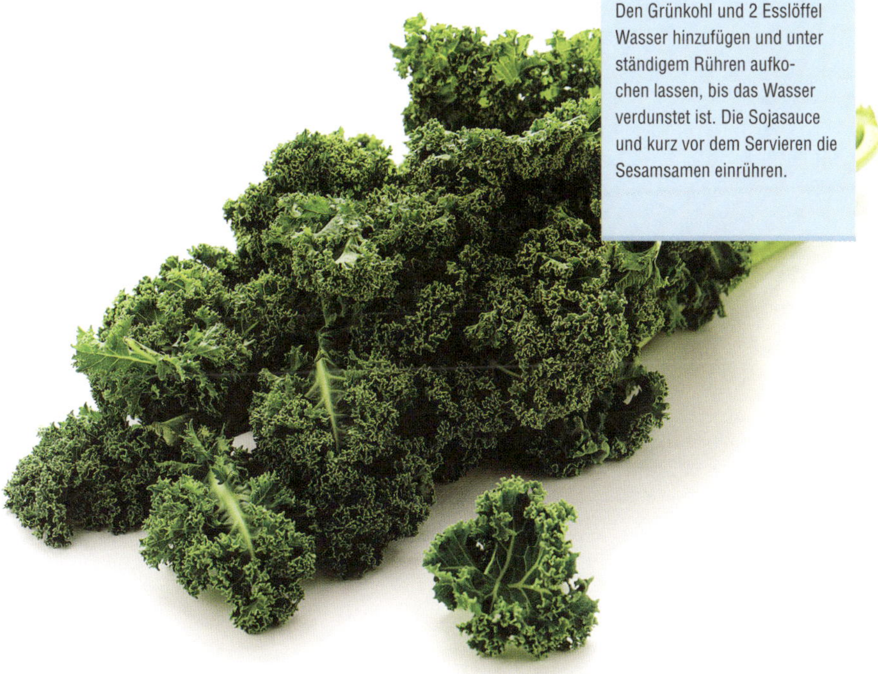

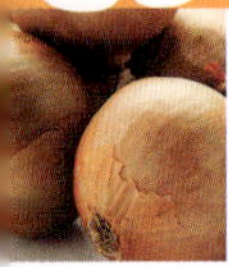

Zwiebel

NÄHRSTOFFE
Vitamine B6, C, Folsäure; Chrom, Kalium, Kupfer, Mangan, Molybdän, Phosphor; Ballaststoffe

Als Heilmittel genauso stark wie im Geschmack, halten Zwiebeln jede Krankheit auf Abstand.

Die entzündungshemmende Wirkung der Zwiebel macht sie zu einer unerlässlichen Zutat in nahrhaften Wintergerichten. Ihre Inhaltsstoffe bekämpfen Atemwegsprobleme, von der Verstopfung der Nase bei Erkältung bis hin zum Asthma. Die antibakteriellen Eigenschaften wirken gegen alle Arten von Infektionen, fördern das Verdauungssystem und reduzieren das Risiko von Darmwucherungen, die zu Krebs führen können. Ihr Geschmack und ihre Heilkraft basieren auf denselben Ursachen. Daher gilt die Devise: Je schärfer die Zwiebel, desto gesünder.

ZWIEBELSUPPE MIT KÄSETOAST

4 EL Olivenöl
6 Zwiebeln, in dünnen Ringen
2 EL Mehl
2 l Gemüsefond
2 EL Weißwein
4 EL Käse, gerieben
4 Scheiben Stangenweißbrot

Öl erhitzen und die Zwiebeln andünsten. Mehl einrühren und unter Rühren den Fond dazugießen. Aufkochen, den Wein zufügen und 20 Minuten köcheln lassen. Den Käse auf dem Brot verteilen und im Backofen überbacken. Die Suppe in Schalen füllen, mit dem Käsetoast bedecken und sofort servieren.

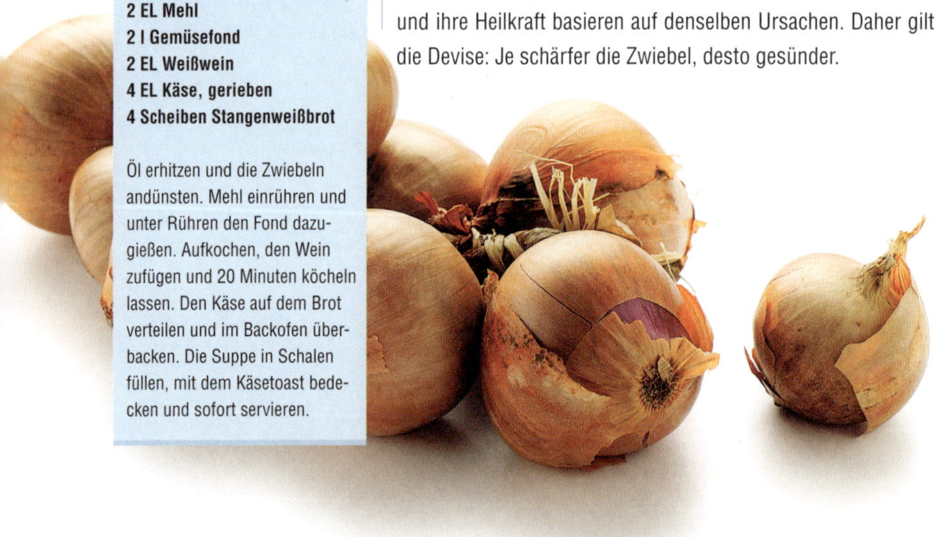

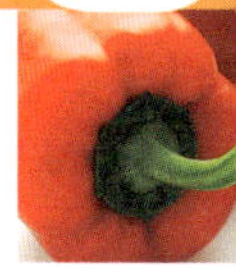

Paprika

Das vielseitige Gemüse enthält viele Nährstoffe, die Sie besser sehen und freier atmen lassen.

Eine ganze Reihe an immunsystemstärkenden Nährstoffen enthält die Paprika, darunter zwei Antioxidantien, die perfekt miteinander harmonieren. Betacarotin (die Vorstufe von Vitamin A) und Vitamin C bekämpfen freie Radikale und schützen die Lunge vor Infektionen, Asthma und sogar vor den verheerenden Folgen des Passivrauchens. Besonders rote Paprika haben einen hohen Anteil an Lycopin, Vitamin C und Carotinoiden, die die Sehkraft stärken und vor Augenkrankheiten schützen.

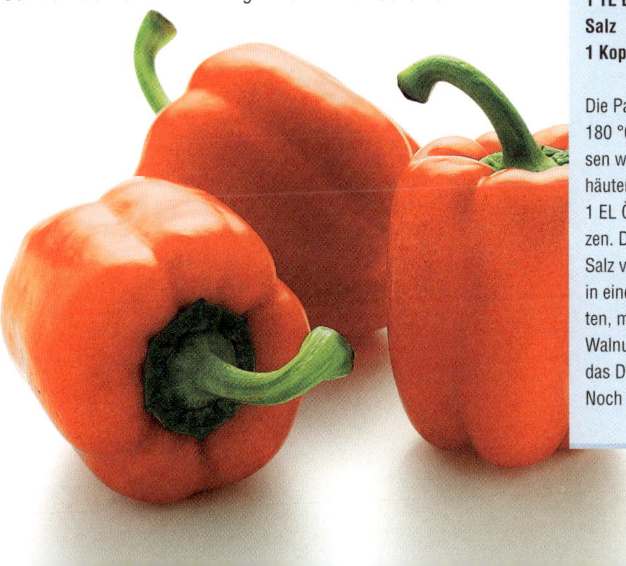

NÄHRSTOFFE

Vitamine B6, C, K; Betacarotin; Carotinoide

GERÖSTETE PAPRIKA AUF WALNUSS-SALAT

4 Paprikaschoten, entkernt und in Streifen
1 Handvoll Walnusshälften
2 EL Olivenöl
1 TL Essig
Salz
1 Kopfsalat, grob gehackt

Die Paprika im Backofen bei 180 °C rösten, bis die Haut Blasen wirft. Nach dem Abkühlen häuten. Die Walnusshälften mit 1 EL Öl in einer Pfanne erhitzen. Das restliche Öl, Essig und Salz vermischen. Den Kopfsalat in einer Servierschüssel anrichten, mit der Paprika und den Walnusshälften garnieren und das Dressing darübergießen. Noch warm servieren.

010

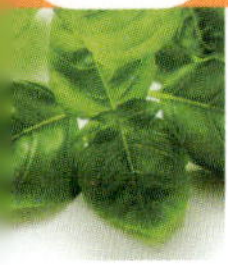

Basilikum

NÄHRSTOFFE
Vitamine A, C; Calcium, Eisen, Kalium, Magnesium, Mangan; Ballaststoffe

Beim Kochen frische Blätter erst am Ende der Kochzeit hinzufügen, damit Aromen und Nährstoffe erhalten bleiben.

DREI-FARBEN-SALAT

450 g Kirschtomaten, halbiert
225 g Mozzarella, gewürfelt
2 EL Balsamico-Essig
1 Handvoll Basilikumblätter

Die Tomaten mit den Mozzarella-Würfeln in eine Schüssel geben, mit dem Essig begießen und vermischen. Die Basilikumblätter darüber verteilen und sofort servieren.

Seine antimikrobiellen Eigenschaften helfen sogar gegen Lebensmittelvergiftungen.

Basilikum wurde schon in der Antike als Heilmittel benutzt. Das *Tulsi* der ayurvedischen Medizin ist nichts anderes als das *Heilige Basilikum (Ocimum sanctum),* ein enger Verwandter unseres Basilikums *(Ocimum basilicum).* Die ölhaltigen Blätter wirken entzündungshemmend und antimikrobiell. Neueste Untersuchungen belegen, dass diese Öle sogar das Wachstum von antibiotikaresistenten Bakterien, die Nahrungsmittelvergiftungen und Wundinfektionen verursachen, stoppen. Seine Wirkungen als traditionelles Hausmittel sind hinreichend belegt. Übrigens: Ein Topf Basilikum ist ein ideales Mittel gegen Insekten.

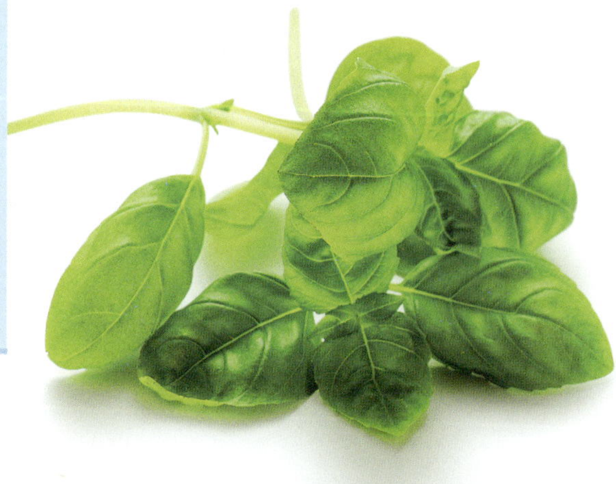

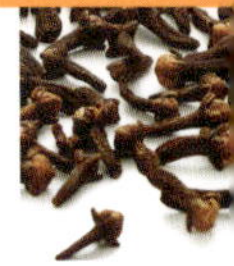

Gewürznelken

Sie lindern den Zahnschmerz und gelten als traditionelles Hausmittel gegen schlechten Atem.

Von Natur aus antibakteriell und entzündungshemmend, findet man Gewürznelken sowohl in der Kräutermedizin als auch in der Küche. Schon seit langer Zeit werden sie benutzt, um Zahnschmerzen zu lindern. Man bekämpft mit ihnen bakterielle Infektionen und Entzündungen des Rachenraums, die zu Zahnfleischentzündungen und Parodontose führen. Das Gewürznelkenöl enthält einen Wirkstoff namens Eugenol, in der Zahnmedizin seit langem bekannt und in der Hausmedizin weit verbreitet. Dessen entzündungshemmende Eigenschaften wirken aber auch auf andere Körperteile, beispielsweise Gelenke.

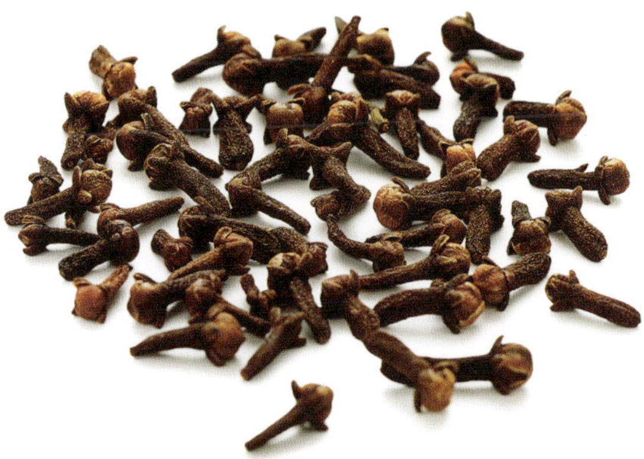

NÄHRSTOFFE

Vitamin C; Calcium, Magnesium, Mangan; Ballaststoffe; Omega-3-Fettsäuren

GEBACKENE ÄPFEL

4 gehäufte EL Rosinen oder Sultaninen
1 TL Muskatnuss, gerieben
4 große Äpfel, ungeschält, entkernt, die Haut in der Mitte eingeritzt
4 TL Gewürznelken
1 EL Butter (nach Belieben)

Den Backofen auf 190 °C vorheizen. Die Rosinen mit der Muskatnuss vermischen und die Äpfel mit der Masse füllen. Die Apfelschalen mit Gewürznelken spicken und die Äpfel auf ein eingefettetes Backblech stellen. 1 EL Wasser über jeden Apfel gießen und, falls gewüscht, mit Butterflöckchen bedecken. 25 Minuten backen, eventuell nochmals befeuchten. Ohne Beilage oder mit Sahne servieren.

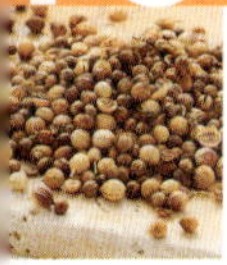

Koriander

NÄHRSTOFFE
Eisen, Magnesium, Mangan; Ballaststoffe

Das vielseitige Nahrungsmittel wirkt doppelt so stark gegen Bakterien wie Antibiotika.

Ein seltsames Gewächs: Seine Blätter werden als Küchenkraut und seine Samen als Gewürz benutzt. Besonders in heißen Ländern ohne ausreichende Kühlmöglichkeit ist beides sehr beliebt. Wissenschaftler haben herausgefunden, woher die schützenden Eigenschaften kommen: Koriander enthält antibakterielle Wirkstoffe, die sogar gegen die höchst gefährlichen Salmonellen ankommen. In der ayurvedischen Heilkunst wird Koriander schon lange als entzündungshemmendes Heilmittel eingesetzt.

ÄGYPTISCHE GRÜNE SUPPE

1 l Gemüsefond
450 g Spinat, fein gehackt
1 EL Olivenöl
4 TL Koriandersamen, gemahlen
4 Knoblauchzehen, zerdrückt
½ TL Salz
1 TL Essig (nach Belieben)
2 EL Korianderblätter, fein gehackt

In einem großen Topf den Gemüsefond aufkochen. Hitze reduzieren, Spinat zufügen, wieder aufkochen und 5 Minuten köcheln lassen. Öl erhitzen und darin erst die Koriandersamen, dann Knoblauch und Salz andünsten. Unter ständigem Rühren mit dem Essig zu dem Spinat geben. Mit den Korianderblättern garniert sofort servieren.

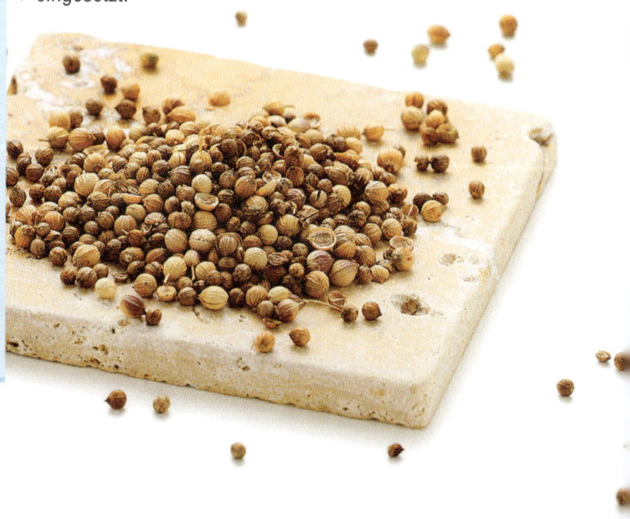

013

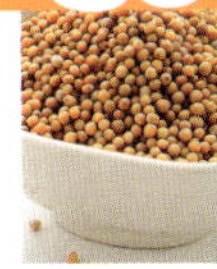

Senf

Seine wärmenden Eigenschaften haben auch einen positiven Einfluss auf die Lungenfunktionen.

Senfkörner sind schon lange als Heilmittel bei Lungen- und Atembeschwerden bekannt. Sie sind reich an Selen und Magnesium, zwei Spurenelementen, die bei anderen Nahrungsmitteln oft fehlen. Senfkörner beugen einer Lungenentzündung vor und lindern die Folgen von Asthma. Ein Senfbrustwickel wirkt schleimlösend. Weniger oft angewendet als die Samen, sind die Blätter ebenfalls reich an Nährstoffen, vor allem an Vitamin C und Betacarotin, Stoffe, die die Lunge vor den Folgen des Passivrauchens schützen.

NÄHRSTOFFE
Vitamin B3; Calcium, Eisen, Magnesium, Mangan, Phosphor, Selen, Zink; Ballaststoffe; Omega-3-Fettsäuren; Protein

SENF-VINAIGRETTE

2 TL Senfsamen
1 TL Salz
2 Knoblauchzehen, zerdrückt (nach Belieben)
2 EL Balsamico- oder Weinessig
6 EL Olivenöl

In einem Mörser die Senfsamen zerstoßen, Salz und Knoblauch zufügen und alles gut verrühren. In einer Schüssel mit Essig und Olivenöl vermischen.

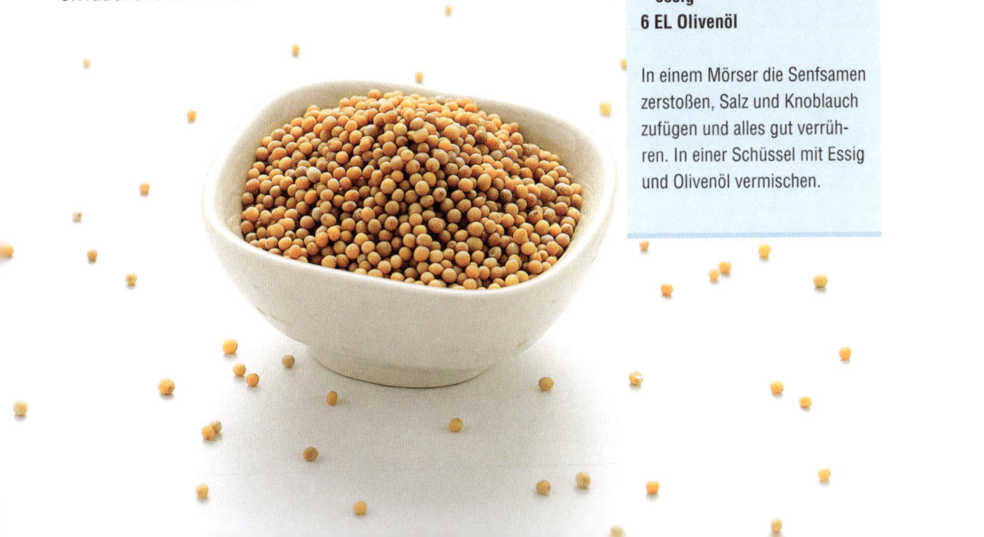

014

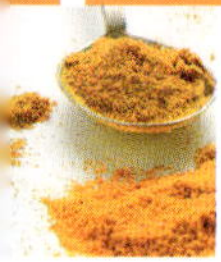

Kurkuma

NÄHRSTOFFE
Vitamin B6; Eisen, Kalium, Mangan

Nicht nur wegen seiner leuchtenden Farbe ist dieses Gewürz ein unverzichtbarer Bestandteil eines Currys.

In Kombination mit Kohlgemüse steigert Kurkuma den Schutz vor Prostatakrebs.

Die gesundheitsfördernden Eigenschaften mancher Gewürze entfalten sich leider erst in höheren Dosen. Die entzündungshemmenden Eigenschaften der Kurkuma kommen hingegen schon in äußerst geringen Mengen zum Vorschein. Curcumin, das auch für die goldene Farbe des Gewürzes verantwortlich ist, wirkt entzündungshemmend bei Darmbeschwerden, lindert die Folgen von Arthrose, fördert die Leberfunktionen und gilt als krebshemmende Substanz. Schädliche Nebenwirkungen von Zusatzstoffen in veredelten Lebensmitteln werden durch Kurkuma begrenzt.

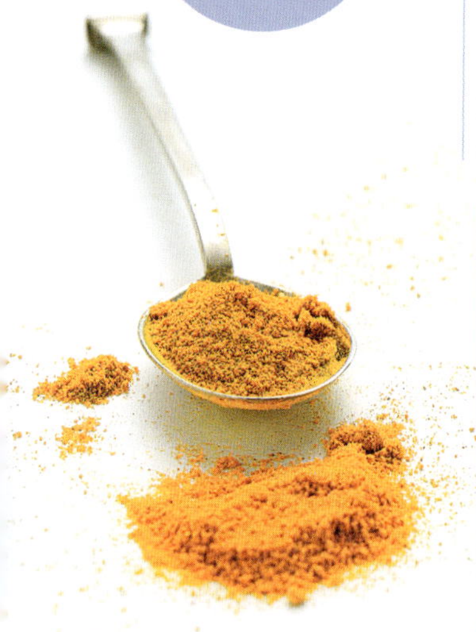

WÜRZIGER BLUMENKOHL

- **1 großer Blumenkohl, in Röschen**
- **1 EL Erdnussöl**
- **1 TL Koriander, gemahlen**
- **1 TL schwarzer Pfeffer, gemahlen**
- **1 große Zwiebel, gehackt**
- **1 TL Salz**
- **1 EL Kurkuma**

Den Blumenkohl 15 Minuten in Salzwasser garen. In der Zwischenzeit das Öl bei niedriger Temperatur erhitzen und darin kurz den Koriander und Peffer garen. Die Zwiebel hinzufügen und 3–5 Minuten pfannenrühren. Salz, Kurkuma und die Blumenkohlröschen einrühren und servieren.

015

Kichererbsen

Reich an stoffwechselfördernden Mineralstoffen sind Kichererbsen eine wahre Wohltat.

Der Bedarf an essenziellen Spurenelementen, vor allem an Eisen, steigt bei Stress. Der Körper wird anfälliger für Infektionen. Besonders Frauen verlieren während ihrer Menstruation viel Eisen, und auch Menschen, die auf rotes Fleisch verzichten, leiden oft unter Eisenmangel. Kichererbsen gleichen dieses Defizit aus und stabilisieren darüber hinaus den Blutzuckerspiegel. Kopfschmerzen verursachende Konservierungsmittel, die in Nahrungsmitteln vorkommen, werden durch Kichererbsen besser verarbeitet. Vorgekocht in Dosen haben sie die gleichen Nährstoffeigenschaften wie getrocknete Erbsen.

NÄHRSTOFFE
Folat; Eisen, Kupfer, Mangan, Molybdän, Phosphor; Ballaststoffe; Protein

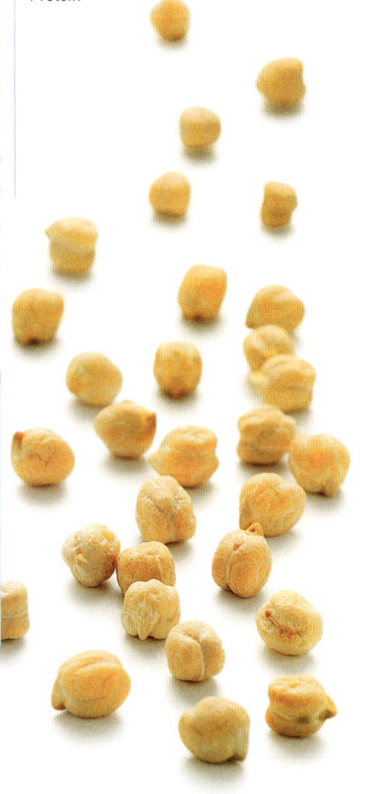

HUMMUS

400 g Kichererbsen, eingeweicht und abgetropft
2 Knoblauchzehen, zerdrückt
3 EL Zitronensaft
2 EL Tahini (Sesampaste)
2 EL Olivenöl

Die Kichererbsen mit dem Knoblauch und dem Zitronensaft in einem Mixer pürieren. Tahini, Öl und, falls die Paste zu dickflüssig ist, etwas Wasser einrühren. Mit Vollkornbrot oder Rohkost servieren.

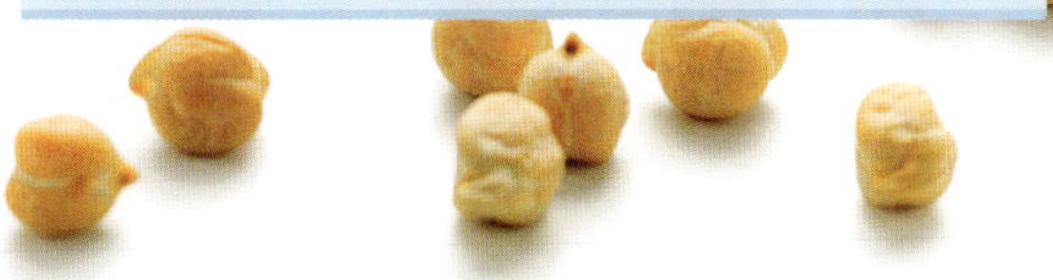

016

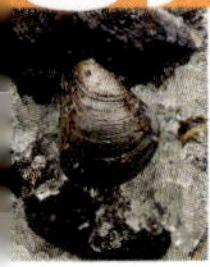

Muscheln

NÄHRSTOFFE
Vitamine B2, B6, B12, E, Folat; Eisen, Kalium, Selen, Zink; Omega-3-Fettsäuren

MUSCHELSUPPE

1 kg Miesmuscheln, abgebürstet, Bärte entfernt
1,5 l Fischfond oder Wasser
1 EL Olivenöl
1 große Zwiebel, gehackt
1 große Karotte, gehackt
1 Stange Sellerie, gehackt
125 ml Weißwein
Salz und Pfeffer

Muscheln in dem Fond in einem abgedeckten Topf garen, bis sie sich öffnen. Geschlossene Muscheln wegwerfen. Öl erhitzen und das Gemüse darin 5 Minuten dünsten. Die Muscheln abgießen und den Fond zu dem Gemüse geben. Wein hinzufügen, aufkochen und 10 Minuten köcheln lassen. Die Muscheln hinzufügen, abschmecken und sofort servieren.

Die Kombination von Selen und Omega-3-Fettsäuren macht Muscheln zu einem regelrechten Nährstoff-Superstar.

Der Genuss von Muscheln einmal pro Woche mildert Leiden wie Asthma, Ekzeme oder Gelenkschmerzen. Muscheln sind reich an Selen, das nur in wenigen Nahrungsmitteln vorkommt und eine entzündungshemmende Wirkung hat. Sie enthalten mehr Omega-3-Fettsäuren als andere Schalentiere. Die Kombination von Selen und Omega-3-Fettsäuren wirkt regulierend auf den Hormonhaushalt. Die guten Eigenschaften von Omega-3-Fettsäuren in Bezug auf Krebs, Herzerkrankungen, den Zellschutz und die Gehirnfunktionen sind hinlänglich bewiesen.

MUSCHELN MIT SALSA

4 Tomaten, in Stücken
4 Knoblauchzehen, zerdrückt
2 kleine Chillies, entkernt und gehackt
2 grüne Paprika, entkernt und in Stücken
Saft von 2 Zitronen
2 EL Olivenöl
16 Miesmuscheln, abgebürstet, Bärte entfernt

Für die Salsa alle Zutaten außer den Muscheln vermischen und kühl stellen. Die Muscheln in einem abgedeckten Topf garen, bis sie sich öffnen. Mit der Salsa und frischem Brot servieren.

Die richtige Wahl

Zwei- bis dreimal pro Woche sollte man fetthaltigen Fisch zu sich nehmen. Zum einen aber sind viele Arten durch Überfischung in ihrem Bestand gefährdet, zum anderen reichern sich Umweltgifte in Fischen besonders schnell an. Muscheln stammen meist aus ökologischen Aquakulturen und bieten somit eine gesunde Alternative. Befolgen Sie die Sicherheitshinweise auf Seite 9, wenn Sie Meeresfrüchte zubereiten.

Muscheln enthalten doppelt so viel Eisen wie rotes Fleisch.

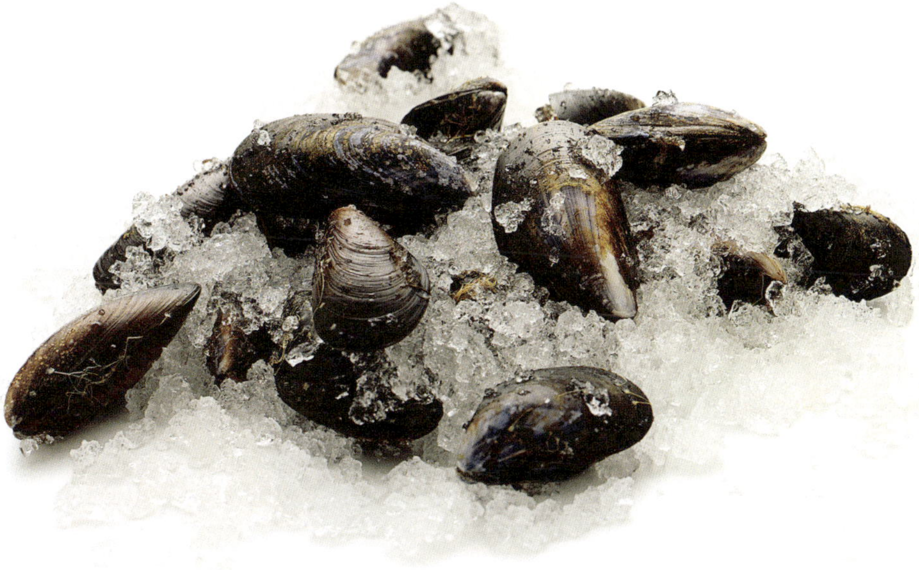

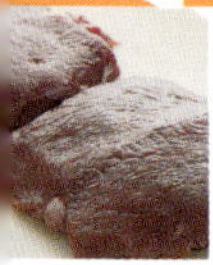

Wild

NÄHRSTOFFE
Vitamine B2, B3, B6, B12; Eisen, Kupfer, Phosphor, Selen, Zink; Protein

Fleisch von Wild gibt Kraft und steckt zudem voller Energie – und das fast ohne Fettanteile.

Wild ist eine der ergiebigsten Quellen an Vitamin B12, das fast nur in Fleisch vorkommt.

Wildfleisch strotzt nur so vor Proteinen, Mineralstoffen und B-Vitaminen. Wegen des niedrigen Fettanteils ist es aber wesentlich gesünder als anderes rotes Fleisch und ideal, um erschöpfte Reserven im Eisen-Haushalt wiederaufzubauen. Die reichhaltigen B-Vitamine helfen, Energie im Körper zu speichern, und schützen vor Migräne ebenso wie vor Funktionsstörungen der Knochen oder bestimmten Krebserkrankungen.

ROTWEIN-MARINADE

2 EL Olivenöl
4 EL Rotwein
1 EL Rosmarin, fein gehackt
1 EL Thymian, fein gehackt
4 Knoblauchzehen, zerdrückt
4 Steaks von Wildfleisch (Reh oder Hirsch)

Alle Zutaten außer den Steaks in einer Schüssel vermengen. Über das Fleisch geben und mindestens 1 Stunde marinieren, gelegentlich wenden. Die Steaks bei mittlerer Hitze braten, bis sie gut durch sind. Sofort servieren.

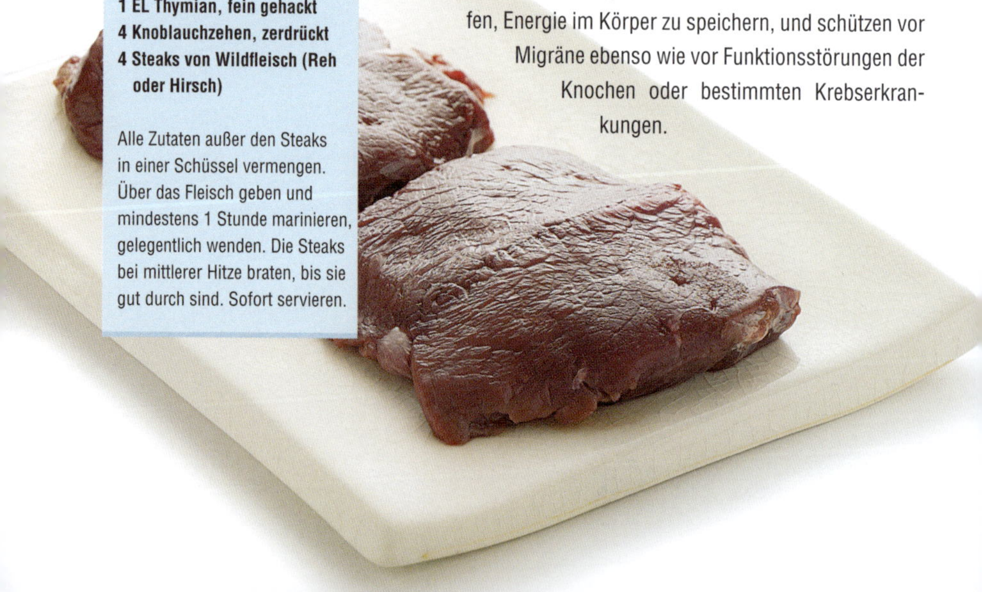

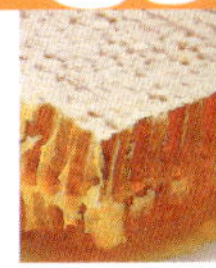

Honig

Der vielseitige Honig hilft bei der Wundheilung, fördert die Verdauung und schützt vor Apthen.

Honig gilt schon seit der Antike als Heilmittel. Auf ein Geschwür oder eine Wunde aufgetragen, beschleunigt Honig aufgrund seiner antiseptischen und antibakteriellen Qualitäten den Heilungsprozess und verhindert die Bildung von Pilzen und Bakterien. Er schützt auch vor Mundhöhlenausschlägen (Apthen) und Zahnfleischerkrankungen. Innerlich angewendet, regt er die Verdauung an. Bei dem in Neuseeland als besonders wirksamem Naturheilmittel bekannten Manuka-Honig ernähren sich die Honigbienen ausschließlich von dem Blütennektar der Südseemyrte (Manuka).

NÄHRSTOFFE
Vitamine B2, B6; Eisen, Mangan

HONIG-VINAIGRETTE

2 EL Honig
2 EL Apfelessig
3 EL natives Olivenöl extra
1 TL Dijon-Senf (nach Belieben)
1 Prise Salz

Honig und Apfelessig bei niedriger Temperatur in einer Pfanne erwärmen. Das Olivenöl zufügen und mit einer Gabel verquirlen. Vom Herd nehmen, dann Senf und Salz hinzufügen. Passt zu einem warmen Salat mit Hühnchen.

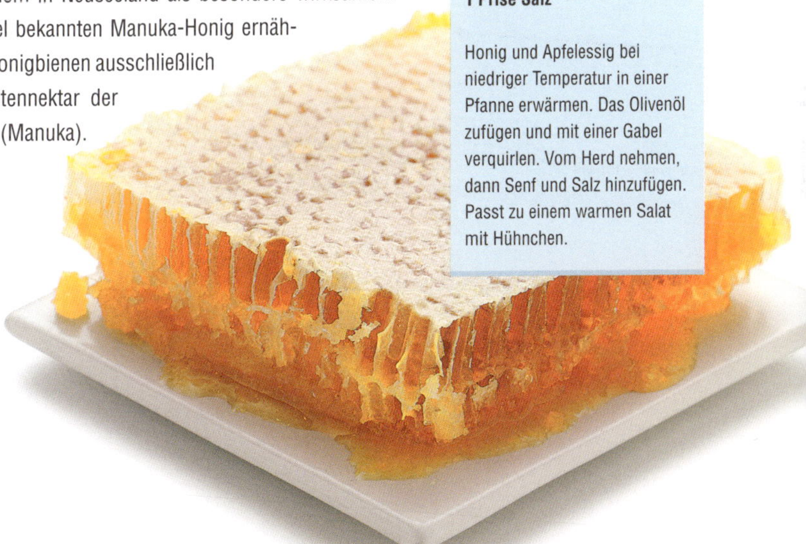

019

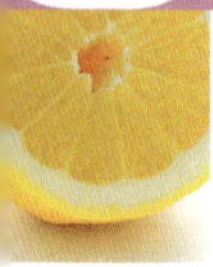

Zitrone

NÄHRSTOFFE
Vitamin C; Flavonoide; Limonoide

Kaum eine Frucht duftet frischer als die Zitrone mit ihren reinigenden und antioxidativen Merkmalen.

Wegen des frischen Geschmacks ist Zitronensaft trotz seiner Säure ein beliebter Getränkezusatz, vor allem, wenn er mit Wasser verdünnt wird. Während einer Entgiftungskur unterdrückt Zitronensaft das Hungergefühl und bewirkt einen frischen Atem. Wegen ihrer beruhigenden Wirkung auf das Verdauungssystem befreien Zitronen von Blähungen und Sodbrennen. Sie haben einen, wenn auch nur geringen, antibakteriellen Effekt und mindern auf diese Weise Darmirritationen. Vollgepackt mit Vitamin C stärken die antioxidanten Bestandteile die Körperzellen und haben entgiftende Eigenschaften.

PIKANTER FISCH

4 Thunfisch- oder andere Fischfilets
Schale und Saft 1 Zitrone
Schale und Saft 1 Limette
2 EL Olivenöl
2 TL Schnittlauch, fein gehackt
1 TL schwarzer Pfeffer, frisch gemahlen

Den Ofen vorheizen und die Filets auf ein mit Folie ausgelegtes Backbleck legen. Die Schalen mit dem Öl verrühren und den Fisch damit bepinseln. 8–10 Minuten grillen, dabei einmal wenden. Saft, Schnittlauch und Pfeffer verrühren, über den Fisch träufeln und servieren.

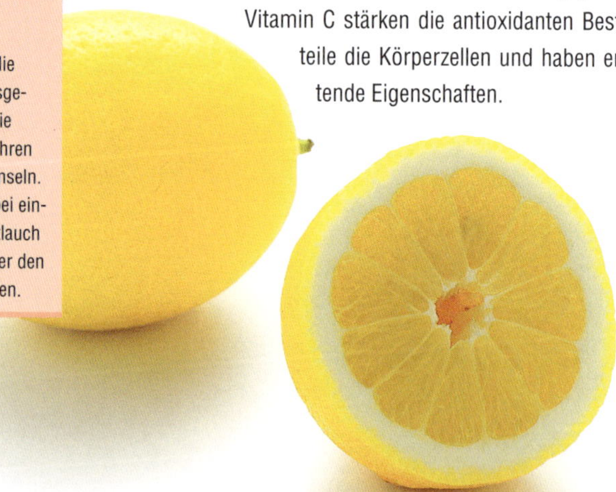

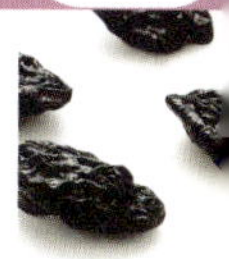

Trockenpflaumen

Dörrpflaumen verlangsamen oder beschleunigen die Verdauung – gerade wie der Körper es nötig hat.

Mit ähnlichen Wirkstoffen wie frische Pflaumen haben die getrockneten Früchte eine wohltuende Auswirkung auf die Verdauung. Schon lange sind sie als effektives und doch natürliches Heilmittel bei Verstopfung bekannt. Der abführende Charakter beruht auf den pektinartigen Substanzen, die im Darm aufquellen und dort Abfallprodukte und Giftstoffe ausschwemmen. Sie können die Verdauung aber auch verlangsamen, wenn sich der Magen zu schnell leert, was Magenverstimmungen oder Blähungen auslöst. Pflaumen setzen den Cholesterinspiegel herab, indem sie den Körper dabei unterstützen, Fette auszuscheiden.

NÄHRSTOFFE
Betacarotin; Kalium, Kupfer; Ballaststoffe

TROCKENOBST-KOMPOTT

2 gehäufte EL Trockenpflaumen
2 EL getrocknete Äpfel, gehackt
2 EL getrocknete Beeren oder andere Trockenfrüchte
1 TL Zitronensaft

Alle Zutaten in einer Schüssel vermischen, mit Wasser bedecken und abgedeckt über Nacht kühl stellen. Umrühren und mit Joghurt als Frühstück servieren.

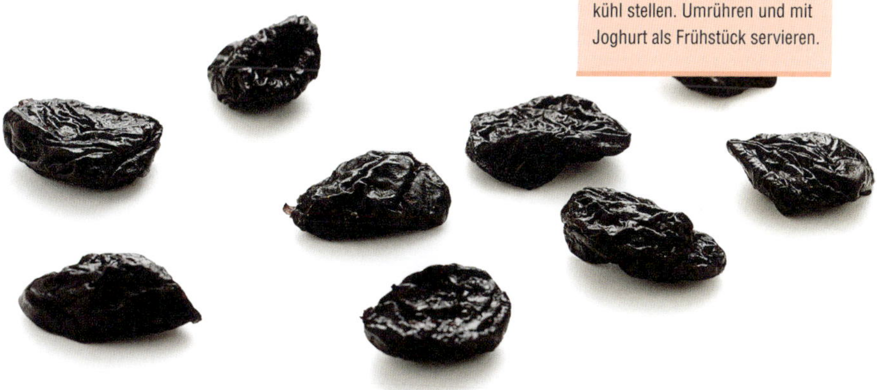

021

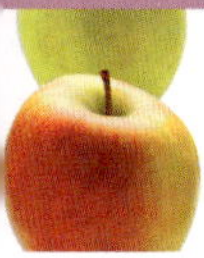

Äpfel

NÄHRSTOFFE
Vitamine C, K; diätische Ballaststoffe; Flavonoide

APFELCHARLOTTE

1 kg Äpfel, in Scheiben
2 EL Honig
½ TL Zimt
1 Msp. Muskatnuss
8 Scheiben Brot, von beiden Seiten gebuttert

Den Ofen auf 190 °C vorheizen. Die Äpfel mit 2 EL Wasser in einer Pfanne erhitzen, bis sie eingekocht sind. Honig, Zimt und Muskatnuss einrühren. Eine Auflaufform einfetten, mit der Hälfte der Brote belegen, das Apfelpüree auf dem Brot verteilen und mit dem Rest der Brotscheiben abdecken. 30 Minuten backen, bis das Brot goldbraun ist. Sofort servieren.

Äpfel wirken dank der Kombination von Pektin und Ballaststoffen wahre Wunder – sowohl bei der Entgiftung als auch bei der Verdauung.

Äpfel haben eine ganze Reihe von gesundheitsfördernden Qualitäten, und die Wissenschaft fängt gerade erst an, sämtliche Nährstoffe genauer zu untersuchen. Ihre bekannteste Rolle spielen sie bei Verdauung und Entschlackung. Äpfel sättigen schnell und nachhaltig. Chronische Verstopfung, ein Problem, das bei schlechter Ernährung häufig vorkommt, lässt sich auf diese Weise abschwächen. Eine Konstipation hindert den Körper daran, Giftstoffe auszuscheiden und kann schwerwiegende Folgen haben – von Hämorrhoiden bis hin zu Darmkrebs.

Sanftes Gel

Äpfel sind reich an Ballaststoffen, die giftige Abfallstoffe wie Schwermetalle binden, ebenso wie Cholesterin, was ein Grund dafür ist, dass sich der Genuss von Äpfeln positiv auf die Arterien auswirkt. Mithilfe des wasserlöslichen Pektins werden Giftstoffe zuverlässig ausgeschieden. Pektin formt die Abfallstoffe zu einer gelartigen Substanz und unterstützt so bei der schmerzfreien Abführung. Pektin hat auch einen regulierenden Einfluss auf die Geschwindigkeit der Verdauung, kann diese entweder beschleunigen oder verlangsamen. Dieser Effekt mildert die Folgen von Durchfall, wenn die Nahrung und damit auch wertvolle Nährstoffe den Körper zu schnell verlassen, was zu einer gefährlichen Dehydrierung führen kann.

Die Schale der Äpfel ist reich an Quercetin, einem Stoff, der vor sonnenbedingten Hautschäden schützt.

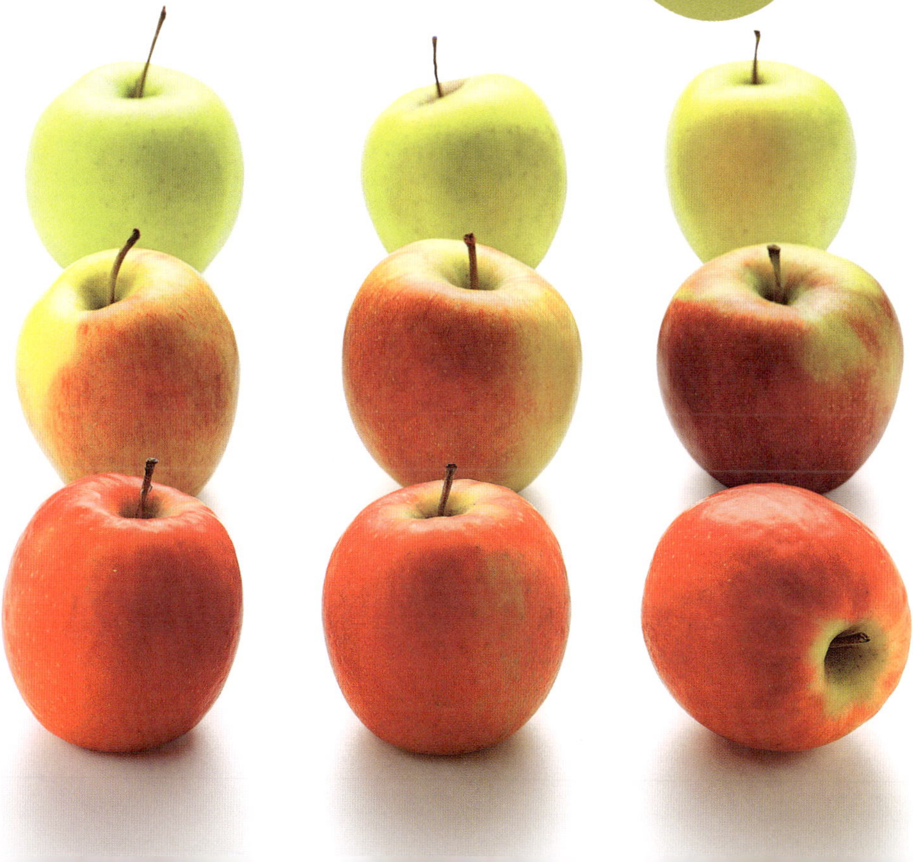

022

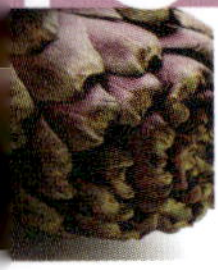

Artischocke

NÄHRSTOFFE
Vitamine B6, C; Calcium, Eisen, Kalium, Magnesium, Mangan, Phosphor; Ballaststoffe

Das stachelige Gemüse ist die lindernde Antwort auf Darmirritationen.

Das ballaststoffreiche Gemüse wirkt verdauungsfördernd. Bei Symptomen wie Unterleibsschmerzen, Blähungen, Brechreiz, Verstopfung oder Durchfall können Artischocken Linderung verschaffen. Das funktioniert, weil das Gemüse die Gallenflüssigkeit anregt. Artischocken schützen auch vor der Anreicherung von Giftstoffen in der Leber und reduzieren das Risiko von Gallensteinen. Die Auswirkungen eines schweren und reichhaltigen Essens können durch den Genuss einer Artischocke gemildert werden.

GEDIPPTE ARTISCHOCKEN

4 Artischocken, geputzt
8 EL Vinaigrette (s. Seite 23)

Die Artischocken in kochendem Salzwasser 30–40 Minuten garen. Abschütten und abkühlen lassen. Zum Essen ein Blatt herauszupfen, in die Vinaigrette dippen und das Artischockenfleisch mit der Sauce ablutschen, bis zum Schluss nur noch der Blütenboden, der vom Heu befreit wird, übrig bleibt und gegessen werden kann.

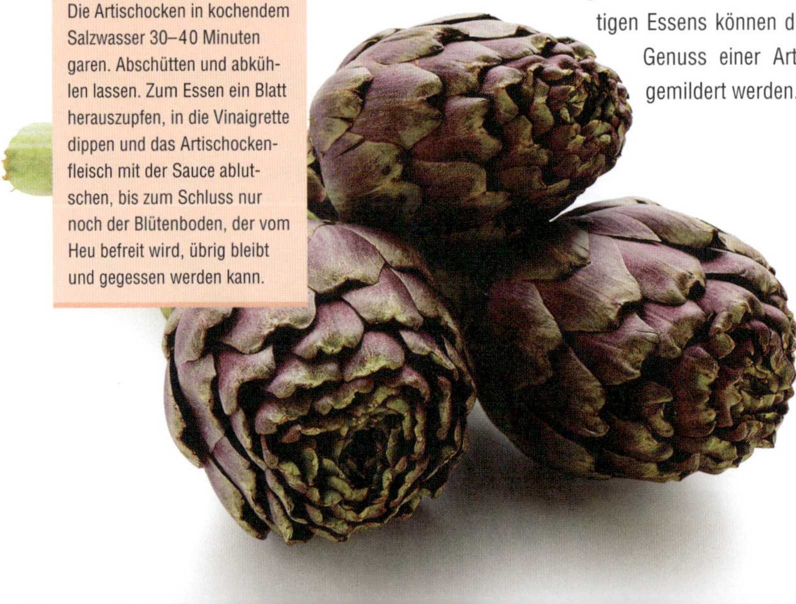

023

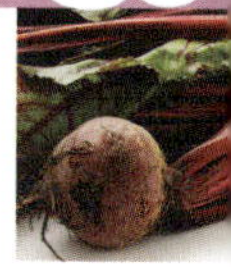

Rote Bete

Betanin, das der Knolle seine rote Farbe verleiht, hat entgiftende und krebsbekämpfende Wirkung.

Die leuchtend rote Farbe der Knolle hat ihr den Ruf als blutreinigendes Heilmittel verliehen. Nachgewiesen ist, dass der Genuss von Roter Bete die Zellreinigung unterstützt, weil sie die Leber zur Produktion von entgiftenden Enzymen anregt. Dem Glycosid Betanin, das für die intensive Farbe des Gemüses verantwortlich ist, sagt man eine krebsbekämpfende Bedeutung nach. Rote Bete ist ein beliebter Bestandteil bei Saftfastenkuren, weil das in dem Gemüse enthaltene Eisen und die Folsäure eine Rolle bei der Blutbildung spielen.

NÄHRSTOFFE
Vitamin C, Folat; Eisen, Kalium, Kupfer, Magnesium, Mangan, Phosphor; Ballaststoffe

ROTE-BETE-SUPPE

2 EL Olivenöl
1 Zwiebel, gehackt
2 Knoblauchzehen, zerdrückt
4 ganze Rote Bete, in Stücken
2 Karotten, gehackt
1 l Gemüsefond
4 EL Joghurt

Das Öl erhitzen und die Zwiebel 2–3 Minuten glasig dünsten. Den Knoblauch zufügen und 1 weitere Minute dünsten. Mit der Roten Bete, der Karotte und dem Fond aufkochen. Abgedeckt weitere 45 Minuten sanft köcheln lassen. Pürieren, in Schalen füllen und mit dem Joghurt garniert servieren.

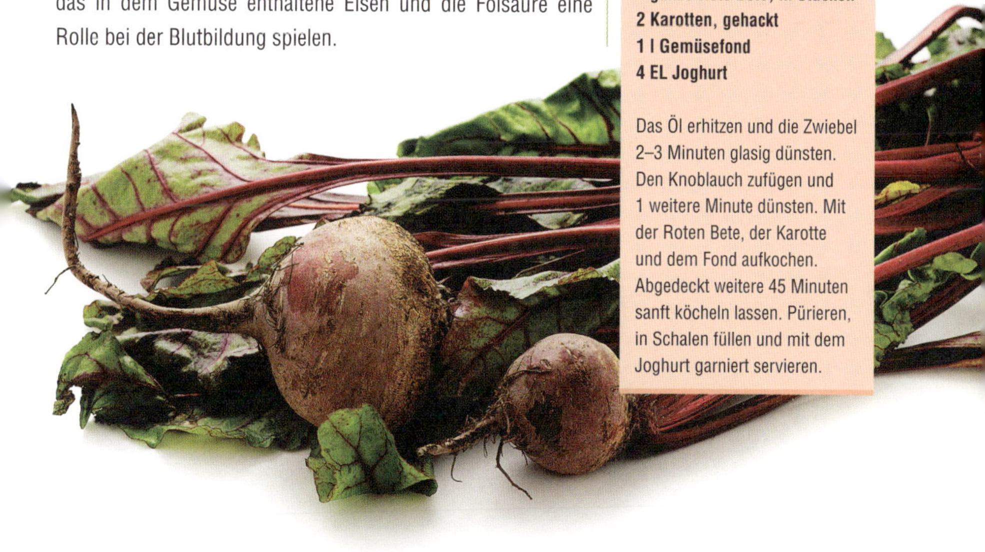

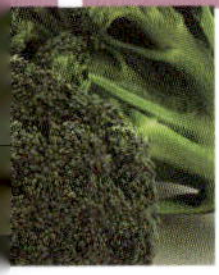

Brokkoli

NÄHRSTOFFE
Vitamine A, B6, C, E, K, Folat; Kalium, Magnesium, Phosphor; Ballaststoffe

Im Kampf gegen gefährliche Bakterien ist Brokkoli eine wirkungsvolle Verteidigung gegen Magengeschwüre.

Brokkoli unterstützt die Entgiftung des Körpers und ist reich an Sulforaphan, das nachweislich eine auf Tumorzellen hemmende Wirkung hat. In Untersuchungen fand man überdies heraus, dass dieser Wirkstoff das ungewöhnlich resistente Bakterium *Helicobacter pylori* bekämpft. Diese sogar gegen Antibiotika resistente Bakterienart gilt als Verursacher von Magen- und Zwölffingerdarmgeschwüren bis hin zu Magenkarzinomen.

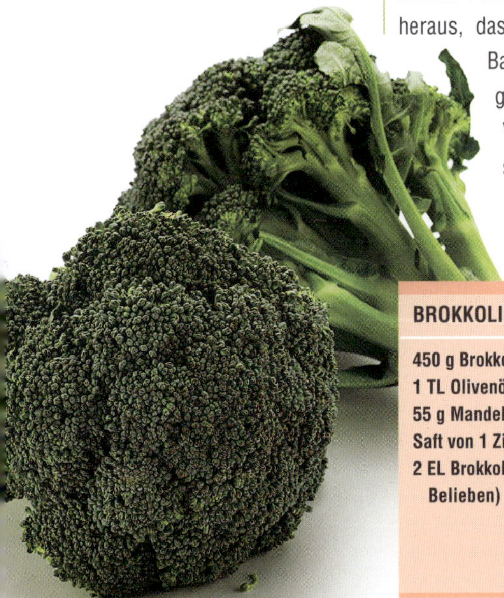

BROKKOLI MIT MANDELN

450 g Brokkoliröschen
1 TL Olivenöl
55 g Mandelsplitter
Saft von 1 Zitrone
2 EL Brokkolisprossen (nach Belieben)

Den Brokkoli 5–10 Minuten kochen, sodass er noch knackig ist. Unterdessen die Mandelsplitter in dem Öl bei mittlerer Temperatur bräunen. Brokkoli und Mandeln in einer Servierschüssel vermischen und mit dem Zitronensaft beträufeln. Mit den Brokkolisprossen garnieren.

025

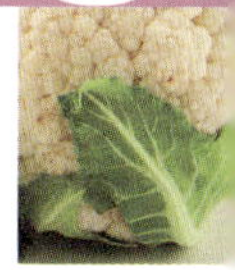

Blumenkohl

Die delikaten Röschen sind ein kraftvoller Unterstützer der Leber bei Körperentschlackung.

Zur Familie der *Brassicaceae* gehörend, hat Blumenkohl eine ganze Reihe von gesundheitsfördernden Eigenschaften der gesamten Pflanzenfamilie, darunter auch die der Zellentgiftung. Veredelte Lebensmittel sind oft mit Chemikalien angereichert und auch Bio-Nahrungsmittel können schädliche Rückstände enthalten, die sich im Körper anreichern. Die Leber filtert diese Gifte, die Zellschäden bis hin zu Krebs hervorrufen können, aus. Durch den hohen Gehalt an Antioxidantien ist der Blumenkohl bei dieser Arbeit ein guter Verbündeter. Sein hoher Anteil an Glucosinolaten beugt Infektionen vor und senkt das Krebsrisiko.

NÄHRSTOFFE

Vitamine B5, B6, C, Folat; Mangan; Ballaststoffe; Omega-3-Fettsäuren

Eine große Portion Blumenkohl deckt den Tagesbedarf an Vitamin C.

BLUMENKOHL AUF PROVENZALISCHE ART

1 EL Olivenöl
1 große Zwiebel, gehackt
2 Knoblauchzehen, zerdrückt
2 kleine Zucchini, in Stücken
450 g Dosentomaten
1 großer Blumenkohl, in Röschen zerteilt

Öl erhitzen und die Zwiebel 2–3 Minuten glasig dünsten. Den Knoblauch einrühren, Zucchini und Tomaten hinzufügen und alles 5–10 Minuten köcheln lassen. Unterdessen den Blumenkohl 15 Minuten garen und in einer Servierschüssel anrichten. Mit der Sauce übergießen und servieren.

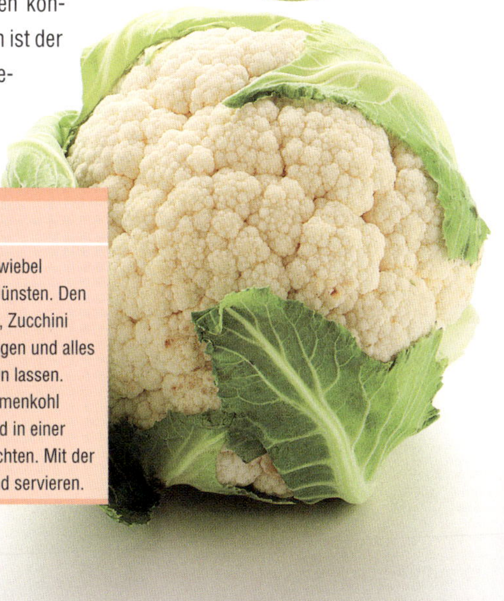

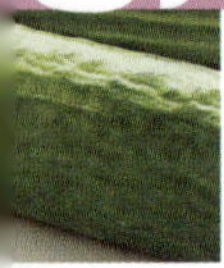

Salatgurke

NÄHRSTOFFE
Vitamine A, C, Folat; Kalium, Kieselerde, Magnesium, Mangan, Molybdän; Ballaststoffe

Das knackige Salatgemüse versorgt den Körper mit mineralreichen Hydraten.

Anders als viele andere ballaststoffreiche Nahrungsmittel haben Gurken einen hohen Anteil an Flüssigkeit. Sie halten die Verdauung in Schwung und schützen vor Verstopfung, die oft durch eine zu geringe Flüssigkeitsaufnahme ausgelöst wird. Nach einer Durchfallattacke rehydrieren sie nicht nur, sondern ersetzen auch wichtige Mineralien. Frisch gepresster Gurkensaft wirkt einer Übersäuerung des Magens entgegen. Die meisten Mineralstoffe sitzen in der Schale. Das Fleisch, reich an Vitamin C und Kaffeesäure, ist auch für seine hautberuhigende Wirkung bekannt.

SALAT VON GURKE UND MINZE

4 EL Minze, gehackt, plus einige Blätter zum Garnieren
1 große Salatgurke, in Stücken
2 Stangen Sellerie, in Stücken
2 TL Weinessig
8 EL fettarmer Joghurt

In einer Servierschüssel Minze, Gurke und Sellerie vermischen. In einer zweiten Schüssel Essig und Joghurt verrühren, über den Salat geben und mit den Minzblättchen garniert servieren.

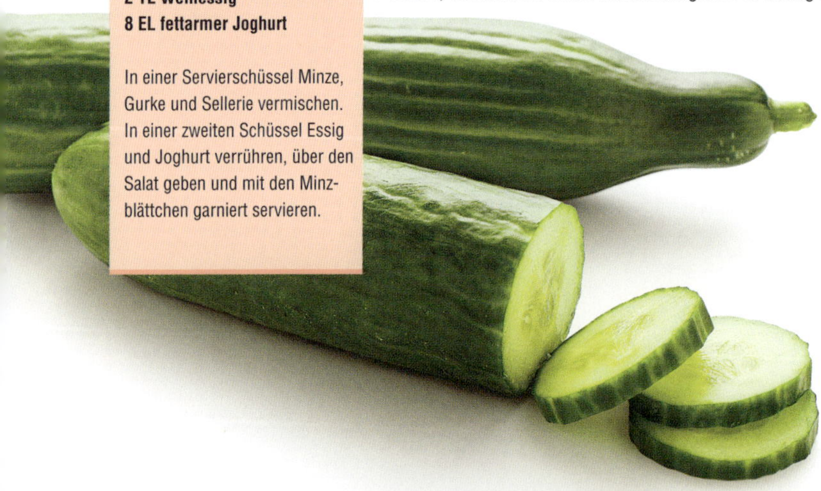

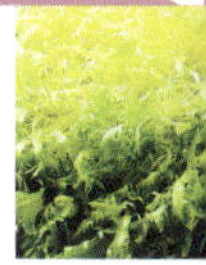

Krause Endivie

Endiviensalat mag etwas bitter schmecken, hat aber einen beruhigenden Einfluss auf die Verdauung.

Die charakteristisch gekräuselten Blätter enthalten Lactucopikrin, einen Stoff, der appetitanregend wirkt und den Körper auf schwer verdauliche Kost vorbereitet. Der Bitterstoff verleiht dem auch als Frisée bezeichneten Salat seinen herb-würzigen Geschmack. Endiviensalat hat daneben aber auch entgiftenden Charakter und wirkt wie ein Tonikum für Leber und Gallenblase. Der harntreibende Effekt bewirkt das Ausspülen von Giftstoffen aus dem Körper. Seine Verwandten wie z. B. Chicorée oder Radicchio haben ganz ähnliche Eigenschaften.

NÄHRSTOFFE
Vitamine A, B-Komplex, Betacarotin; Eisen, Kalium

SALAT-VORSPEISE

4 Krause Endivienköpfe, gehackt
4 Blätter Radicchio, gehackt
2 kleine Chicorée, in einzelne Blätter geteilt
2 Birnen, entkernt und in Stücken
8 Walnüsse, geschält
Honig-Vinaigrette (s. Seite 29)

Alle Zutaten in einer Servierschüssel vermischen und mit der Honig-Vinaigrette übergießen. Sofort servieren.

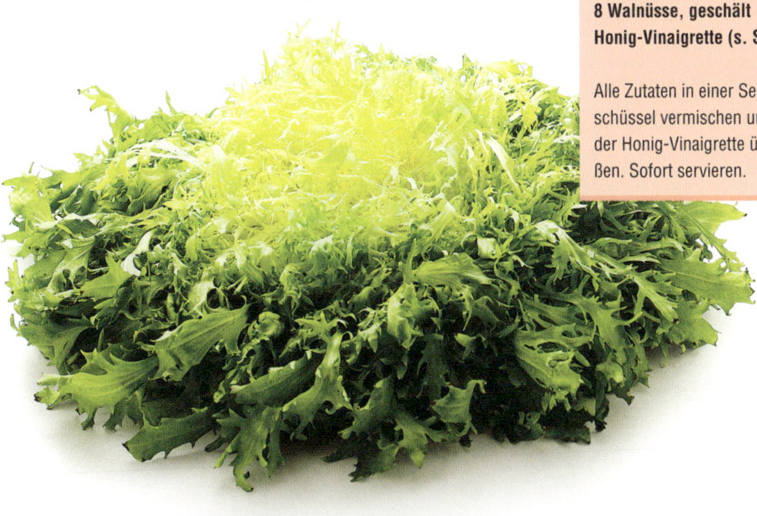

028

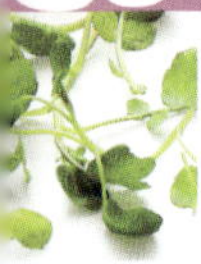

Brunnenkresse

NÄHRSTOFFE
Vitamine B1, B6, C, E, K, Betacarotin, Folsäure; Calcium, Eisen, Zink; Protein

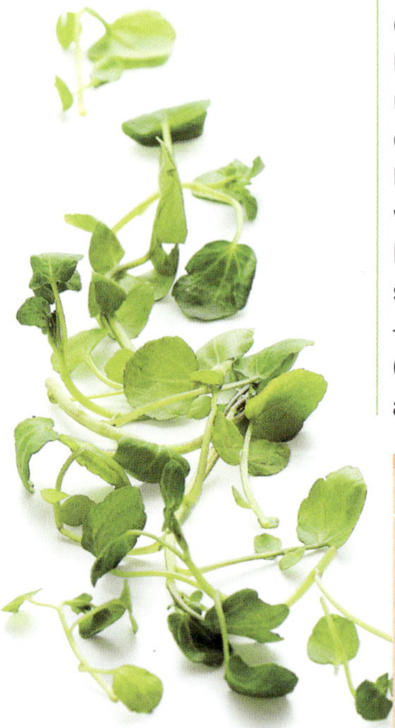

Die pfeffrigen, dunklen Blättchen galten schon in der Antike als Universalheilmittel.

Wegen seines Nährstoffreichtums war Brunnenkresse schon in der Antike ein Heilmittel. Die Wissenschaft beginnt gerade erst herauszufinden, wie die entgiftende Funktion arbeitet. Brunnenkresse wirkt harntreibend und regt die Nieren zur Urinproduktion an. Ihre leberfunktionsfördernden und blutreinigenden Eigenschaften haben einen sichtbaren Nebeneffekt: Die Haut wird jünger und straffer. Brunnenkresse gilt auch als Anti-Krebs-Mittel. Ihre Verbindungen – darunter Phenylethylglucosinolat, auch unter dem Trivialnamen Gluconasturtiin bekannt – verleihen der Pflanze nicht nur den typisch scharf-stechenden Geschmack, sondern wirken sich positiv auf die Zellentgiftung aus.

BRUNNENKRESSE-PFANNE MIT MANDELN UND INGWER

4 EL Mandelsplitter
2 EL Sesamöl
450 g Brunnenkresse, gehackt
4-cm-Stück Ingwer, geschält und fein gehackt
4 EL Miso
4 EL Reisessig

In einem Wok kurz die Mandeln andünsten, dann beiseitestellen. Das Öl im Wok erhitzen und die Brunnenkresse und den Ingwer 3 Minuten pfannenrühren. Miso, Essig und Mandeln zufügen, gut verrühren und sofort servieren.

029

Schwarzer Pfeffer

Als Heilmittel oft unterschätzt, fördert das Gewürz die Entgiftung des Körpers.

Schwarzer Pfeffer fördert Verdauung und Entgiftung gleich auf zweierlei Arten: Er stimuliert die Geschmacksnerven zur Produktion von Magensalzsäure, die zur Verwertung der Nahrung unumgänglich ist. Bei einem Mangel verbleibt die Nahrung zu lange im Magen, was wiederum zu Verstopfung führt. Wird die Nahrung andererseits nur teilweise verdaut in den Darm geleitet, kann dies Folgen wie Blähungen oder Durchfall nach sich ziehen. Mit Pfeffer gewürzte Speisen fördern die Urinproduktion, wodurch Giftstoffe in den Nieren ausgefiltert und ausgeschieden werden. Seine wärmenden Eigenschaften unterstützen eine weitere Methode der Entgiftung: Wer gepfeffert isst, kommt schnell ins Schwitzen.

NÄHRSTOFFE
Vitamin K; Eisen, Mangan; Ballaststoffe

Pfeffer fördert aufgrund seiner stoffwechselstimulierenden Wirkung angeblich die Fettverbrennung.

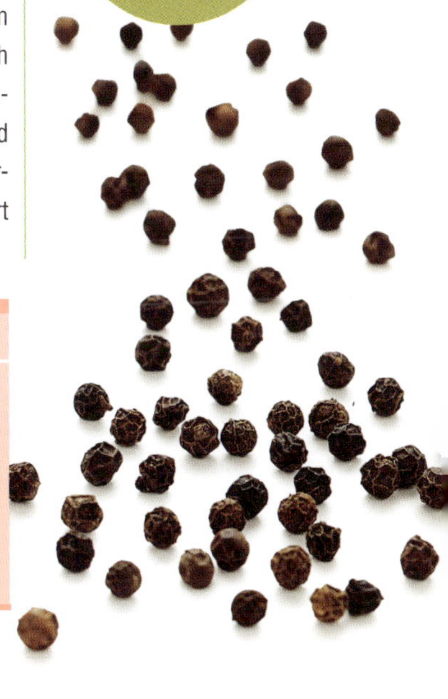

GEPFEFFERTER REIS

350 g Basmatireis
2 EL schwarze Pfefferkörner
2 TL Senfsamen
2 EL Erdnussöl
115 g Cashewkerne
½ TL Kurkuma

Den Reis 10 Minuten garen. Pfefferkörner und Senfsamen 2 Minuten ohne Fett garen. In einem Mörser zerstoßen. Öl erhitzen, Nüsse und Kurkuma darin 2 Minuten pfannenrühen. Mit Reis und Gewürzen vermischen und servieren.

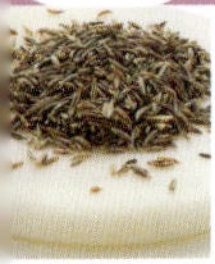

Kreuzkümmel

NÄHRSTOFFE
Eisen, Mangan

Das Gewürz mit dem unverwechselbaren Aroma ist ein effektives verdauungsförderndes Mittel.

Im Mittelmeerraum und in Asien gilt Kreuzkümmel schon lange als Heilmittel. Die kleinen Samen stimulieren die Produktion und Sekretion von Pankreasenzymen, Verbindungen, die für die ordnungsgemäße Verdauung und Nährstoff-Assimilation verantwortlich sind. Kreuzkümmel kann nahrungsmittelvergiftende Bakterien abtöten und unterstützt die Leber bei der Entgiftung. Ein paar Samen, nach dem Essen gekaut, bringen frischen Atem. Wer seine Mahlzeit mit einer Mischung aus Kreuzkümmel, Fenchel, Gewürznelken und Kardamom beendet, wird mit der Verdauung keine Probleme haben.

KREUZKÜMMEL-KAROTTEN

1 EL Kreuzkümmelsamen
450 g Karotten, in dünnen Stiften
1 EL Nussöl
2 Knoblauchzehen, zerdrückt
2 EL Weißwein

Die Kreuzkümmelsamen ohne Fett kurz in einer Pfanne andünsten, dann in einem Mörser zerstoßen. Die Karotten 5 Minuten in Salzwasser garen und abschütten. Das Öl in einer Pfanne erhitzen und den Knoblauch 1 Minute andünsten. Wein und Karotten hinzufügen und einköcheln lassen. Kreuzkümmel einrühren und sofort servieren.

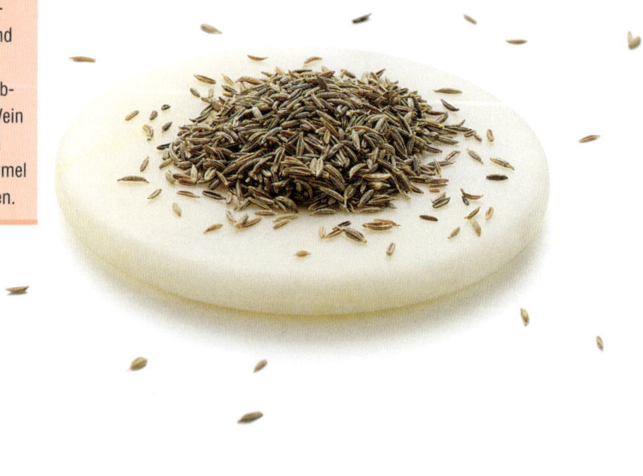

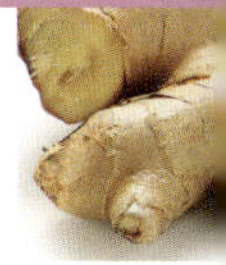

Ingwer

Für Reisende und Schwangere ist Ingwer das beste und sanfteste Heilmittel gegen Übelkeit.

Schon seit Generationen werden gegen Schwangerschaftsübelkeit Ingwerplätzchen empfohlen. Die Wurzel gilt als schnellwirkendes Mittel gegen alle Arten von Unwohlsein und ist dabei wesentlich effektiver als synthetische Mittel. Traditionell wird es auch bei Verdauungsbeschwerden eingenommen. Seine wärmenden Eigenschaften fördern die Entgiftung durch Schwitzen. Ingwer wirkt auch entzündungshemmend und kann so bei Arthrose hilfreich sein; seine aktiven Bestandteile, die Gingerole, haben die Fähigkeit, Krebszellen abzutöten. Seine Heilkräfte entfaltet er am wirksamsten als Tee.

NÄHRSTOFFE
Vitamin B6; Kalium, Kupfer, Magnesium, Mangan

PFANNENGERÜHRTES GEMÜSE SÜSS-SAUER

2 EL Nussöl
1 große Zwiebel, gehackt
2 Knoblauchzehen, zerdrückt
5-cm-Stück Ingwer, geschält und fein gehackt
4 EL Apfelsaft
900 g Gemüse nach Wahl
2 EL Sojasauce

Öl in einem Wok erhitzen und die Zwiebel glasig dünsten. Knoblauch, Ingwer und Apfelsaft hinzufügen und 3 Minuten dünsten. Gemüse hinzufügen und pfannenrühren, bis es gar ist. Die Sojasauce erst kurz vor dem Servieren einrühren.

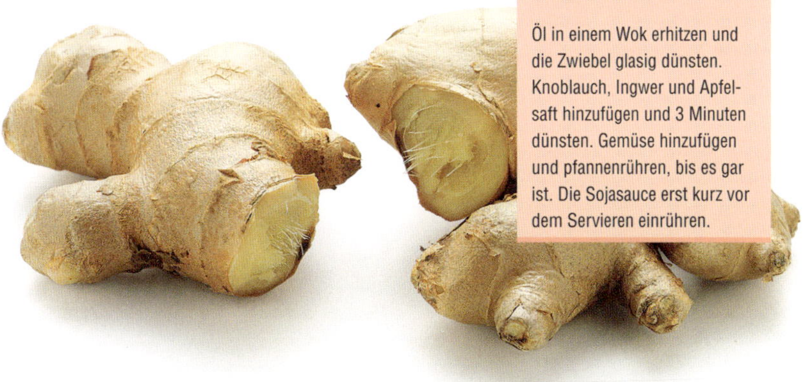

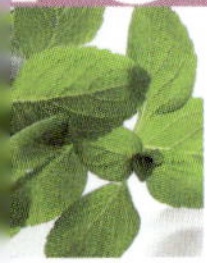

Pfefferminze

Das aromatische Kraut hat einen beruhigenden Effekt auf Muskeln und Verdauungssystem.

Ob als frische Blätter oder Bestandteil von Süßigkeiten – Pfefferminze ist in jeder Form in der Lage, Verdauungsstörungen zu beseitigen. Sie lindert Magenverstimmungen, tötet Bakterien ab, erleichtert bei Blähungen und reguliert Darmbewegungen. Ihre Fähigkeit, auf Muskelkrämpfe einzuwirken, macht sie zu einem effektiven Heilmittel bei Reizdarmsyndrom und Unterleibskrämpfen während der Menstruation. Vorsicht bei Sodbrennen: Manche Menschen reagieren positiv, bei anderen verschlimmern sich durch die Gabe von Pfefferminze die Symptome.

NÄHRSTOFFE
Vitamine A, B2, C, Folat; Calcium, Eisen, Kalium, Kupfer, Magnesium, Mangan; Ballaststoffe; Omega-3-Fettsäuren

Salate und Speisen mit Pfefferminze wirken verdauungsfördernd.

PFEFFERMINZTEE

- **4 EL Pfefferminzblätter, fein gehackt**
- **2,5-cm-Stück Ingwer, geschält und fein gehackt**
- **2 TL Honig**

500 ml Wasser aufkochen und die Minze und den Ingwer damit überbrühen. Ziehen lassen, bis der Tee abgekühlt ist, dann den Honig einrühren.

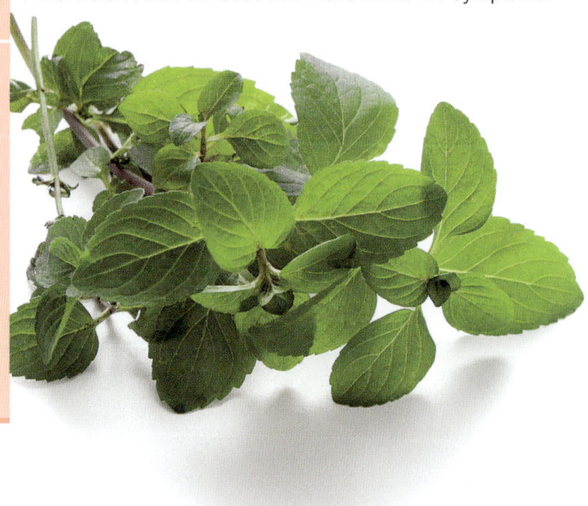

033

Joghurt

Das magenfreundliche Nahrungsmittel ist auch bei Laktoseunverträglichkeit geeignet.

Wegen Laktoseintoleranz können viele Menschen keine Milchprodukte zu sich nehmen. Die Laktosereste im Joghurt werden besser vertragen, weil er Milliarden von Milchsäurebakterien enthält. Joghurt hat eine positive Auswirkung auf die Darmflora; probiotischer Joghurt ist wegen seiner lebenden Bakterienkulturen noch besser geeignet. Joghurt wirkt gegen Bakterien, die Magengeschwüre auslösen können, und reduziert das Risiko von Magenschleimhautentzündungen.

NÄHRSTOFFE
Vitamine B2, B5, B12; Calcium, Jod, Kalium, Molybdän, Phosphor, Zink; Protein

Auf der Urlaubsreise beugt Joghurt Magenverstimmungen bei ungewohnter Kost vor.

JOGHURT MIT NÜSSEN UND HONIG

400 g Joghurt
1 Handvoll Walnüsse
4 EL flüssiger Honig
4 EL Mandeln

Den Joghurt und die Walnüsse in einer Schale vermischen. Den Honig darübertröpfeln und mit Mandeln garniert servieren.

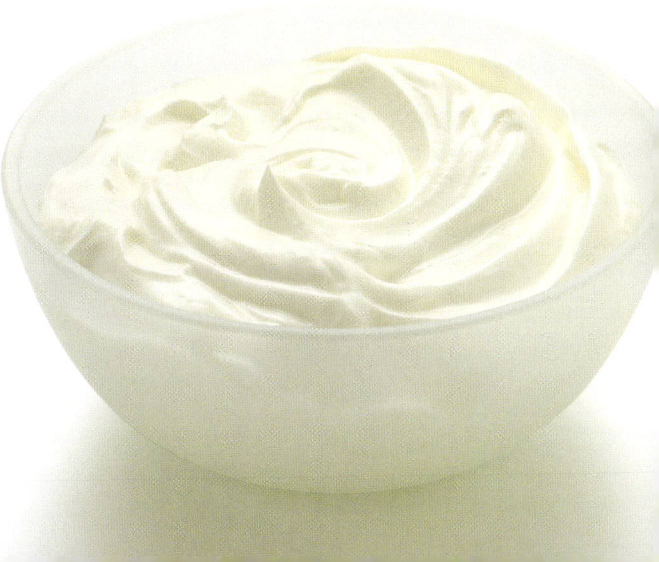

034

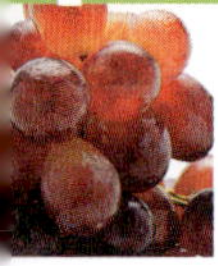

Trauben

NÄHRSTOFFE
Vitamine B1, B6, C; Kalium, Mangan; Flavonoide

Die Kombination von Trauben und Käsehäppchen ist nach einem anstrengenden Workout eine echte Wohltat.

Die saftigen und erfrischenden Früchte eignen sich bestens zum Naschen – und ersetzen die bei einem Workout ausgeschwitzten Mineralien.

Wer nach einem geeigneten Snack vor einem Workout sucht, für den sind Trauben eine erfrischende Lösung. Kurz nach einem reichlichen Mittagessen zu trainieren, würde unweigerlich zu Verstopfung führen, aber mit knurrendem Magen im Studio zu stehen, macht auch keinen Spaß. Trauben sind der ideale Vor-dem-Workout-Snack. Sie sind bekömmlich, reich an energiespendenden Kohlehydraten und leicht verdaulich, und sie ersetzen Flüssigkeit und Mineralstoffe, die man ansonsten ausschwitzt. Man kann sie sozusagen im Vorbeigehen naschen. Trauben begünstigen darüber hinaus die Herzfunktion, weil sie bedenkliche Cholesterinwerte senken.

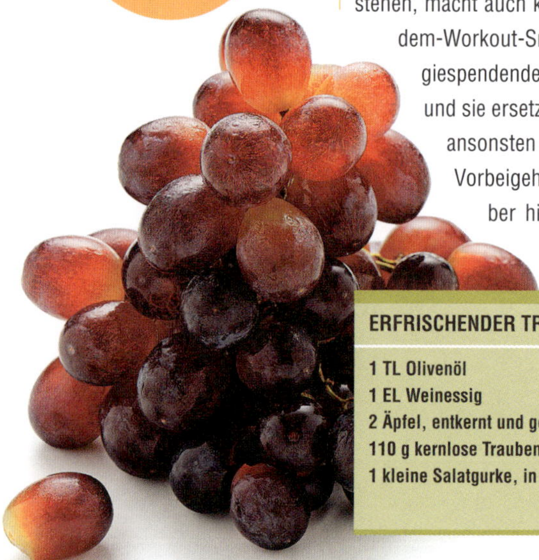

ERFRISCHENDER TRAUBENSALAT

1 TL Olivenöl
1 EL Weinessig
2 Äpfel, entkernt und gewürfelt
110 g kernlose Trauben
1 kleine Salatgurke, in Stücken

Öl und Essig in einer kleinen Schüssel verrühren. In einer zweiten Schüssel Äpfel, Trauben und Salatgurke vermischen, mit dem Dressing übergießen und servieren.

035

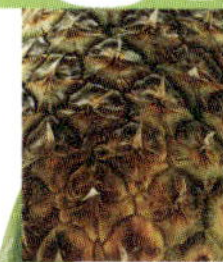

Ananas

Wer nach dem letzten Volleyballmatch mit Wehwehchen, Schmerzen und blauen Flecken vom Platz gegangen ist, der sollte zur Ananas greifen.

NÄHRSTOFFE
Vitamine B1, B6, C; Kupfer, Mangan; Ballaststoffe

Die zahlreichen speziellen Nährstoffe in der Ananas helfen dem Körper, schnell wieder zu alter Frische zu kommen. Vor allem das Enzym Bromelain als entzündungs- und gerinnungshemmender Wirkstoff spielt hier eine entscheidende Rolle. Entzündungen von Muskeln und Gelenken wird so vorgebeugt, aber auch bei akuten und chronischen entzündlichen Erkrankungen der Gelenke wie Arthritis oder bei Halsentzündungen ist Bromelain hilfreich. Der hohe Vitamin-C-Gehalt der Ananas lässt Blessuren besser verheilen. Am effektivsten sind die Wirkstoffe, wenn die Ananas frisch genossen wird, weil die Wirkung des Bromelains mit dem Anschneiden der Frucht nachlässt.

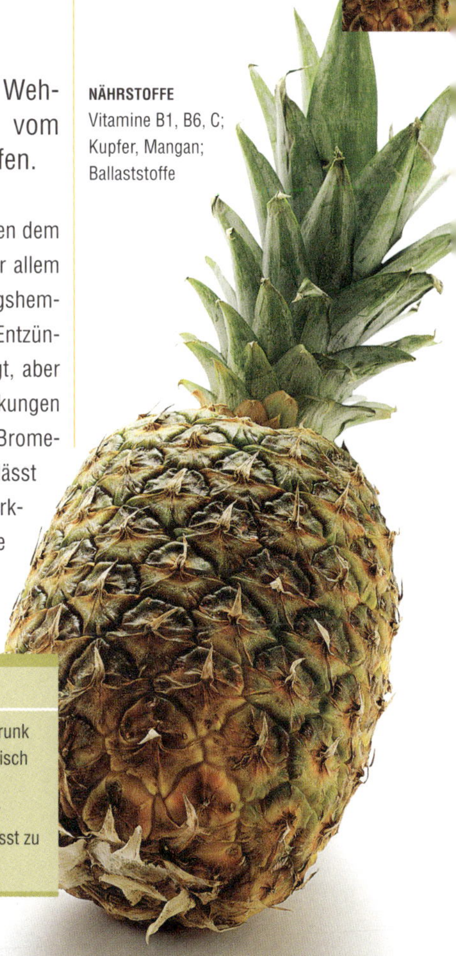

ANANAS-SALSA

1 kleine Ananas
1 rote Zwiebel, in Ringen
1 TL Zitronensaft
4-cm-Stück Ingwer, geschält und fein gehackt
1 EL Minze, fein gehackt

Die Ananas schälen, den Strunk entfernen und das Fruchtfleisch würfeln. Mit den restlichen Zutaten vermischen und für 12 Stunden kühl stellen. Passt zu kaltem Fleisch oder Fisch.

036

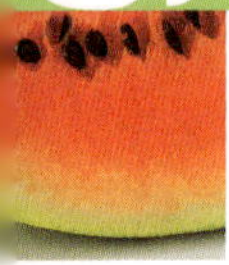

Wassermelone

Die angenehmste Art, den Flüssigkeitsverlust nach einem Training wieder auszugleichen.

NÄHRSTOFFE
Vitamine B1, B6, C, Betacarotin; Kalium, Magnesium; Lycopin

Mineralstoffe helfen dem Körper, Flüssigkeit effektiv zu verwerten, aber die Nährstoffe der Wassermelone tun weit mehr als das. Der Vitamin-B-Anteil wirkt gegen Schlappheit und Leistungsineffizienz. Die entzündungshemmenden Eigenschaften von Vitamin C helfen angegriffenem Gewebe bei der Regeneration. Wassermelonen sind reich an Lycopin, einem Antioxidans, das Zellschädigungen verhindert. Im Gegensatz zu anderen Früchten verliert die Wassermelone nur wenige Nährstoffe, wenn sie angeschnitten ist, sodass Schnitze mehrere Tage im Kühlschrank aufbewahrt werden können.

MELONEN-COCKTAIL

4 Orangen, unbehandelt
8 EL Joghurt
4 Bananen, in Scheiben
250 g Wassermelone, in Stücken

Die Schale einer Orange abreiben und mit dem Joghurt vermischen. Die Orangen schälen, filetieren und mit der Banane auf vier Gläser verteilen. Zuerst die Melonenstücke, dann den Joghurt darübergeben und servieren.

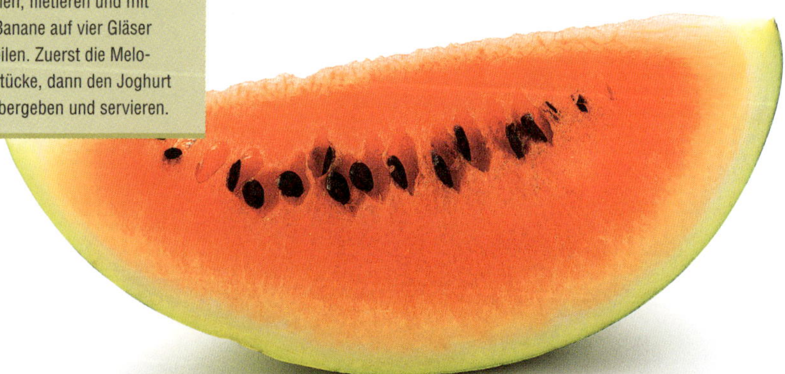

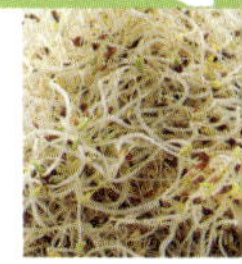

Alfalfasprossen

Alle Sprossen sind ausgesprochen nährstoffreich, aber die köstliche Alfalfa ist unter ihnen die Nummer eins.

Alfalfasprossen, die Keimlinge der Luzerne, strotzen nur so vor Mineralstoffen und Spurenelementen und enthalten Wirkstoffe, die Pilzinfektionen verhindern, eine Begleiterscheinung, wenn man viel schwitzt. Für Sportler hält Alfalfa Proteine und einen hohen Aminosäurengehalt bereit, die für den Muskelaufbau von wesentlicher Bedeutung sind. Reich an Enzymen und Ballaststoffen, sind Alfalfasprossen leicht verdaulich und enthalten nur wenige Kalorien.

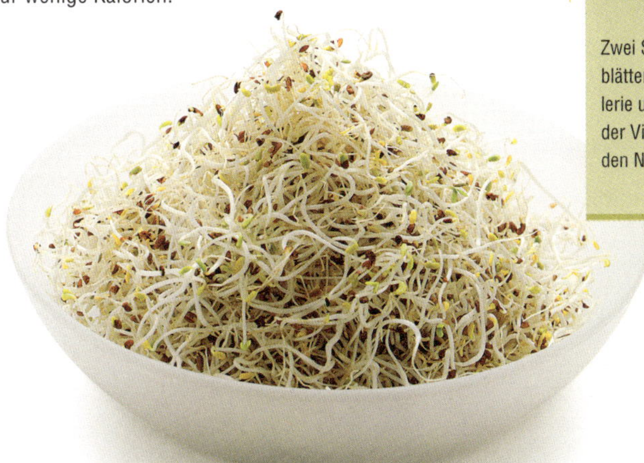

NÄHRSTOFFE

Vitamin-B-Komplex, C, D, E, K; Calcium, Eisen, Kalium, Zink; Ballaststoffe

ALFALFASPROSSEN-SALAT

8 große Blätter grüner Salat
250 g Alfalfasprossen
4 Stangen Sellerie, in Stücken
1 Salatgurke, in Scheiben
4 EL Vinaigrette (siehe Seite 23)
4 EL Nüsse

Zwei Schüsseln mit den Salatblättern auslegen. Sprossen, Sellerie und Gurke dazugeben. Mit der Vinaigrette beträufeln und den Nüssen garniert servieren.

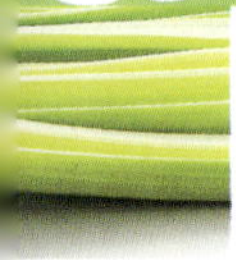

Stangensellerie

NÄHRSTOFFE
Vitamine B1, B2, B6, C, Betacarotin, Folsäure; Calcium, Eisen, Kalium, Magnesium, Mangan, Molybdän, Phosphor; Ballaststoffe

Das knackige Gemüse tut gut, wenn Sie während eines Workouts zu viel Wasser getrunken haben.

Eine Stange Sellerie ist die Geheimwaffe jedes Sportlers, weil das Gemüse mit seinen zahlreichen Inhaltsstoffen das Energieniveau hochhält. Sellerie ist eine exzellente Quelle an Vitamin C, das förderlich ist, um durch Verletzungen geschädigte Zellwände zu regenerieren. Darüber hinaus helfen seine leicht harntreibende Wirkung und der Umstand, dass er mehr Natrium (in unbedenklichen Mengen) enthält als andere Lebensmittel, wenn Sie während eines Workouts zu viel Flüssigkeit getrunken haben.

Eine Stange Sellerie, gefüllt mit Frischkäse oder Low-Fat-Schmelzkäse, ist ein optimaler Snack für unterwegs.

SALAT VON SELLERIE UND BLAUSCHIMMELKÄSE

1 EL Zitronensaft
1 EL Olivenöl
½ TL Salz
2 Äpfel, geschält und gewürfelt
2 Stangen Sellerie, gehackt
1 Bund Fenchel, gehackt
55 g Blauschimmelkäse (z. B. Stilton), gewürfelt

Zitronensaft mit Öl und Salz vermischen. Apfelstücke, Sellerie und Fenchel darüber verteilen und mit dem Blauschimmelkäse garnieren. Sofort mit knusprigem Brot servieren.

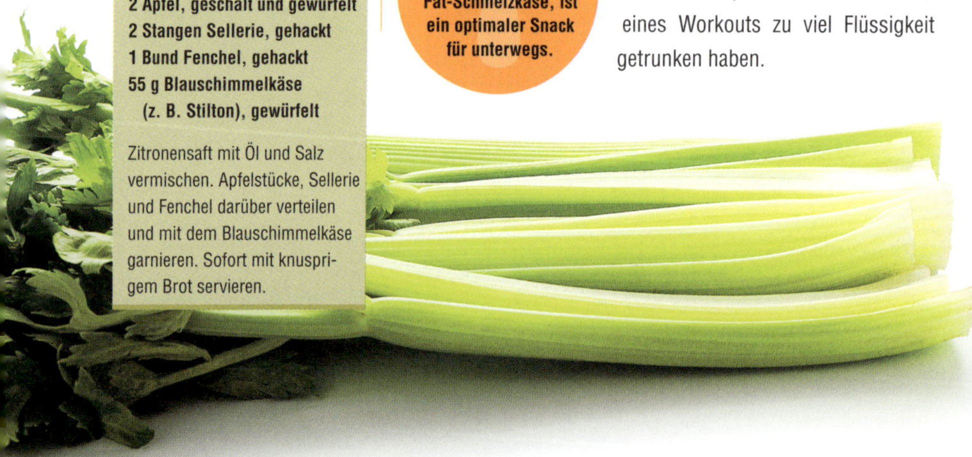

039

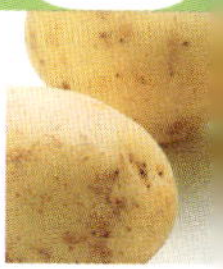

Kartoffel

Ein Grundnahrungsmittel, das mit Vitaminen und anderen Energieträgern vollgepackt ist.

Wer fit werden und bleiben will, kann auf die Kartoffel nicht verzichten. Sie ist reich an Vitamin B6, das die Glykogenreserven des Körpers mobilisiert und die Proteine dabei unterstützt, Muskelmasse zu bilden und zu konservieren. Kartoffeln weisen zahlreiche komplexe Kohlehydrate auf – die optimalste Form von Energiefutter. Weil diese Energie aber nur langsam verbrennt, sind Kartoffeln ein geeignetes Nahrungsmittel, ein anstrengendes Workout zu Ende zu bringen, ohne auf halbem Weg zusammenzuklappen. Weil die Pelle wertvolle Nährstoffe enthält, sollten Sie Kartoffeln möglichst mit Haut verzehren.

NÄHRSTOFFE

Vitamine B6, C; Kalium, Kupfer, Mangan; Ballaststoffe

TUNESISCHE KARTOFFELN MIT EIERN

4 Eier
450 g Kartoffeln, in Scheiben
Saft von 1 Zitrone
2 EL Kreuzkümmel
2 EL Olivenöl
½ TL Harissa

Die Eier 10 Minuten kochen, abkühlen lassen, schälen und klein hacken. Die Kartoffeln etwa 20 Minuten kochen, bis sie bissfest sind, danach das Wasser abschütten. Die restlichen Zutaten vermischen und über die Kartoffeln geben. Alles über den Eiern verteilen und sofort servieren.

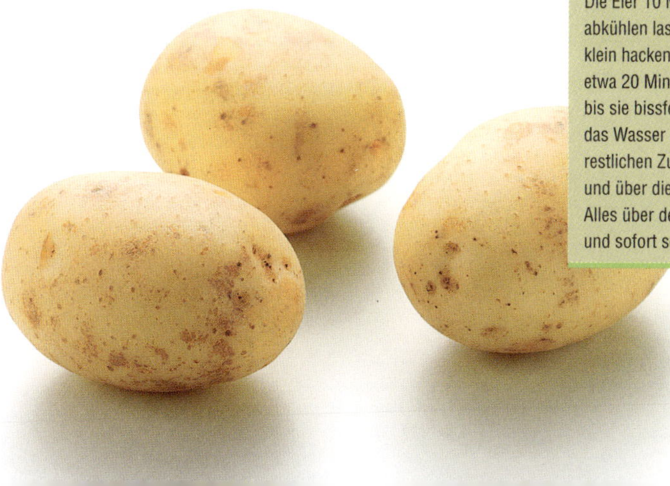

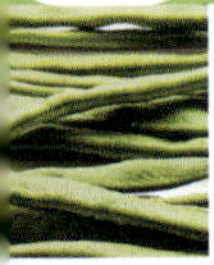

Grüne Bohnen

NÄHRSTOFFE

Vitamine B1, B2, B3, C, K, Betacarotin, Folsäure; Calcium, Eisen, Kalium, Kupfer, Magnesium, Mangan, Phosphor; Ballaststoffe; Omega-3-Fettsäuren; Protein

GRÜNE-BOHNEN-SALAT

2 hart gekochte Eier (nach Belieben)
200 g festkochende Kartoffeln, in Scheiben
150 g grüne Bohnen
Saft von ½ Zitrone
1 EL Walnussöl
schwarzer Pfeffer

Kartoffeln und Bohnen jeweils 15 Minuten garen, dann abschütten. Die Eier pellen und fein hacken. Mit den Kartoffeln und den Bohnen, wenn diese abgekühlt sind, msichen. Zitronensaft und Öl über den Salat geben. Mit Pfeffer abschmecken und servieren.

Für gesundheitsbewusste und aktive Menschen sind grüne Bohnen wahre Powerpakete.

Grüne Bohnen sind besonders zart, wenn sie jung geerntet werden.

Feuer-, Garten- oder Buschbohnen sind eine reiche Quelle an Nährstoffen, die zum Fitwerden unentbehrlich sind. Obwohl schon die einzelnen Bestandteile für sich genommen wertvoll sind, sind sie es umso mehr, wenn sie in einem Nahrungsmittel wie grünen Bohnen gemeinsam zu finden sind – Leistungsspitzen sind so vorprogrammiert. Ihr Vitamin-K-Anteil beispielsweise hilft bei der Heilung von Schrammen und Blessuren, während Vitamin C die Zellwände stärkt. Ihr Vitamin-B-Gehalt hält das Nervensystem intakt und das Energielevel hoch.

Freie Bahn für den Blutkreislauf

Grüne Bohnen sind vollgepackt mit Spurenelementen. Mangan und Magnesium stärken den Knochenbau. Eisen ist ein wichtiger Mineralstoff, der bei gesundheitsbewussten Menschen oft fehlt, weil diese nur wenige tierische Fette zu sich nehmen. Zink bildet starke Knochen und hilft beim Heilungsprozess von Muskelverletzungen. Ein funktionierendes Herz-Kreislauf-System ist die elementare Grundlage für ein gesundes Körpergefühl: Es schützt nicht nur vor Herzkrankheiten, sondern steigert die allgemeine Leistungsfähigkeit. Die Kombination der Nährstoffe in grünen Bohnen stärkt die Blutgefäße, macht die Arterien elastisch und verhindert so Cholesterinablagerungen. Die Gefahr von Blutgerinnseln und ihren Folgen wird auf diese Weise reduziert.

BOHNEN CHINESISCH

450 g grüne Bohnen, halbiert
1 EL Erdnussöl
1 Knoblauchzehe, zerdrückt
5-cm-Stück Ingwer, geschält und fein gehackt
1 EL Erdnüsse, gehackt
1 EL Sojasauce

Die Bohnen 15 Minuten in Salzwasser kochen, abgießen und beiseitestellen. Das Öl erhitzen und den Knoblauch und den Ingwer darin andünsten. Bohnen und Erdnüsse hinzufügen und 2–3 Minuten pfannenrühren. Sojasauce dazugeben und servieren.

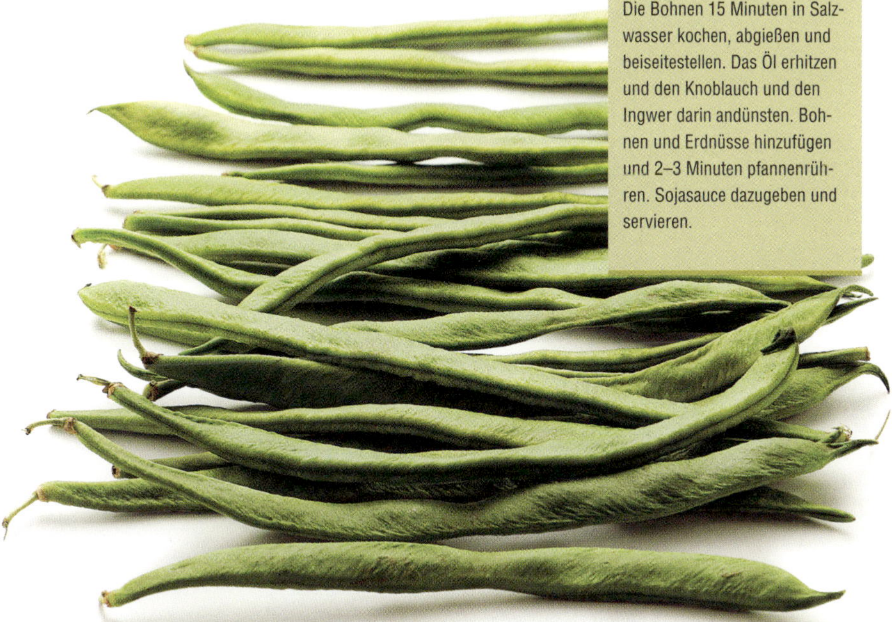

041

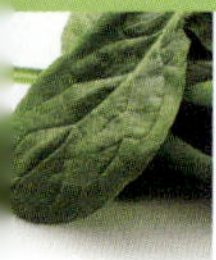

Spinat

NÄHRSTOFFE
Vitamine B2, B3, B6, C, E, K, Betacarotin, Folsäure; Calcium, Eisen, Kalium, Kupfer, Magnesium, Mangan, Phosphor, Selen, Zink; Ballaststoffe, Omega-3-Fettsäuren; Protein; Tryptophan

Er garantiert Stärke, Energie und Ausdauer – drei Faktoren, die fürs Fitwerden unabdingbar sind.

Die Vorteile des Spinats liegen in der Kombination seiner Nährstoffe, die perfekt zusammenpassen. Er ist eine hervorragende Quelle an Eisen, hat aber auch einen hohen Anteil an Vitamin C, das Eisen für den Körper erst verwertbar macht. Ähnliches gilt für Calcium, Magnesium und Vitamin K, alles Voraussetzungen für starke Knochen. Trotz seines Gehalts an Oxalsäure, die Calcium im Körper bindet, ist Spinat ein empfehlenswertes Gemüse. Schon zwei Esslöffel enthalten mehr als den Tagesbedarf an Vitamin K und fast den Tagesbedarf an Betacarotin.

EIER FLORENTINE

450 g Spinat
½ TL Essig
4 Eier
4 EL Hartkäse, gerieben
schwarzer Pfeffer

Den Spinat in einem abgedeckten Topf bei niedriger Temperatur 2 Minuten garen. In einem zweiten Topf Wasser aufkochen, Essig hinzufügen und die Eier darin 3 Minuten pochieren. Den Spinat in eine Auflaufform geben, die Eier darübergeben und mit dem geriebenen Käse im Backofen überbacken. Abschmecken und allein oder mit Toast servieren.

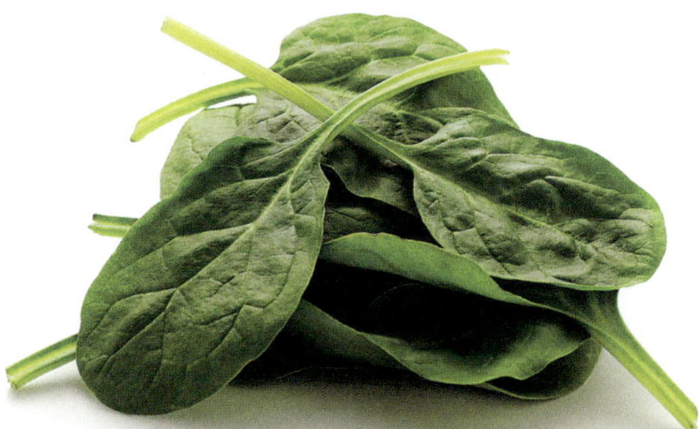

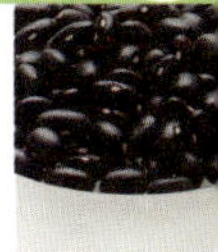

Schwarze Bohnen

Nur Menschen, denen ihre Gesundheit egal ist, interessieren sich nicht die Bohne für die Bohne.

Wer sich regelmäßig sportlich betätigt, braucht proteinreiche Kost, damit der Körper Muskelmasse aufbauen kann. Normalerweise nimmt man dieses Protein mit höchst fetthaltigem tierischen Fleisch auf. Bohnen sind da die perfekte Alternative, denn sie liefern viel Eiweiß bei einem geringen Fettgehalt. Schwarze Bohnen enthalten darüber hinaus Mineralien wie Eisen, das die Energiezufuhr fördert und die Muskeln mit Sauerstoff versorgt. Ihre Ballaststoffe regulieren den Blutzuckerspiegel und erhöhen die Ausdauer. Wenn Sie sich vegetarisch ernähren, sind Bohnen mit Naturreis eine optimale proteinreiche Kost.

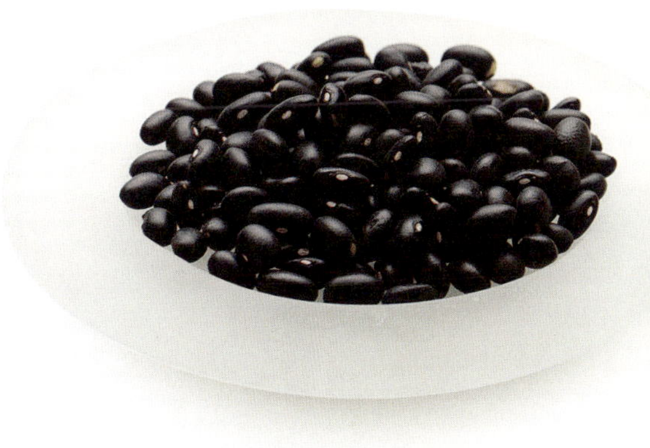

NÄHRSTOFFE

Vitamin B1, Folsäure; Eisen, Magnesium, Mangan, Molybdän, Phosphor; Ballaststoffe; Protein

BOHNEN-PFANNE

2 Süßkartoffeln
2 EL Erdnussöl
2 Zwiebeln, gehackt
1 TL Kreuzkümmel
4 Knoblauchzehen, zerdrückt
2 Paprika, entkernt und gehackt
450 g schwarze Bohnen aus der Dose, abgetropft

Süßkartoffeln 10–15 Minuten kochen, das Kochwasser verwahren. Öl erhitzen und die Zwiebeln 2–3 Minuten darin glasig dünsten. Erst Kreuzkümmel und Knoblauch, dann die Paprika dazugeben und 3 Minuten garen. Bohnen und 4 EL des Kochwassers hinzugeben, aufkochen und 5 Minuten köcheln lassen. In der letzten Minute die Süßkartoffeln dazugeben und servieren.

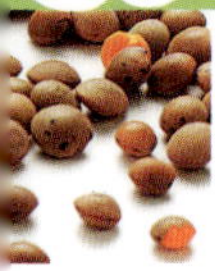

Linsen

NÄHRSTOFFE
Vitamin B1, Folsäure; Eisen, Kalium, Kupfer, Mangan, Molybdän, Phosphor; Ballaststoffe; Protein

Mineralien und komplexe Kohlehydrate bilden die Basis für Kraft und Ausdauer.

Entscheidend vor einem Workout ist die Wahl des richtigen Snacks. Linsen bieten die perfekte Nährstoffkombination, um Hungerattacken zu entgehen und gleichzeitig Energie aufzutanken. Ein paar Löffel Dhal mit Brot sättigen, liegen aber nicht schwer im Magen. Mit ihrem hohen Anteil an komplexen Kohlehydraten sind Linsen ein Musterbeispiel für eine effiziente Energiequelle. Sie enthalten aber auch Eisen und viele Proteine mit niedrigem Fettgehalt.

Linsen stärken den Blutkreislauf, durch den die Muskeln während eines Workouts mit Sauerstoff versorgt werden.

DHAL (LINSENCURRY)

1 EL Erdnussöl
1 TL Senfkörner, gemahlen
1 große Zwiebel, fein gehackt
2 Knoblauchzehen, zerdrückt
1 TL Kreuzkümmel, gemahlen
2,5-cm-Stück Ingwer, geschält und fein gehackt
200 g Linsen

Das Öl erhitzen und die Senfkörner anbraten. Zwiebel, Knoblauch, Kreuzkümmel und Ingwer zufügen. 3–5 Minuten pfannenrühren, bis die Zwiebel glasig ist. Linsen mit 600 ml Wasser zufügen und zum Kochen bringen, 30–40 Minuten köcheln. Mit Brot oder Reis servieren oder über Nacht im Kühlschrank abkühlen lassen.

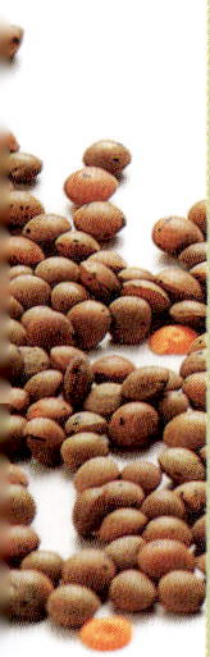

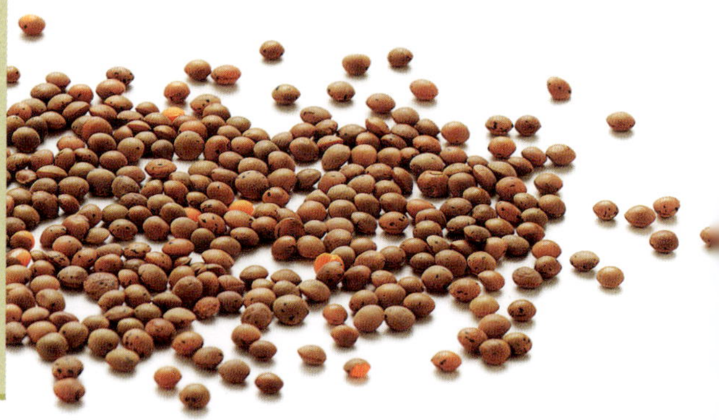

044

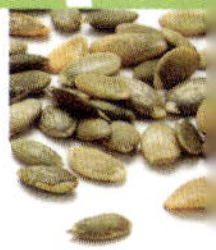

Kürbiskerne

Knabbern Sie sich fit! Kürbiskerne sind gut für Gelenke, Herz und Kreislauf.

Ein intakter Kreislauf ist die Voraussetzung für jedes Training. Das Blut muss reibungslos durch die Arterien gepumpt werden. Sind diese verengt oder unelastisch und starr, steigt das Risiko der Bildung von Blutgerinnseln. Kürbiskerne sind reich an Phytosterinen, die den Cholesterinspiegel senken und dem Blutkreislauf freie Bahn verschaffen. Außer zahlreichen Spurenelementen enthalten sie Omega-3-Fettsäuren, die entzündungshemmend wirken und während einer Trainingsphase die Gelenke vor hohen Belastungen schützen und die Selbstheilungskräfte ankurbeln, wenn man sich doch einmal verletzt hat.

NÄHRSTOFFE

Vitamin K; Eisen, Kupfer, Magnesium, Mangan, Phosphor, Zink; Omega-3-Fettsäuren; Protein

PESTO

115 g Kürbiskerne
4 Knoblauchzehen
2 EL Olivenöl
1 Handvoll Basilikumblätter
1 TL schwarzer Pfeffer, frisch gemahlen

Kerne, Knoblauch und Öl in einem Mixer pürieren. Wenn die Paste zu dickflüssig ist, etwas Öl hinzufügen. Basilikum dazugeben, mixen, mit Pfeffer abschmecken und zu Pasta servieren.

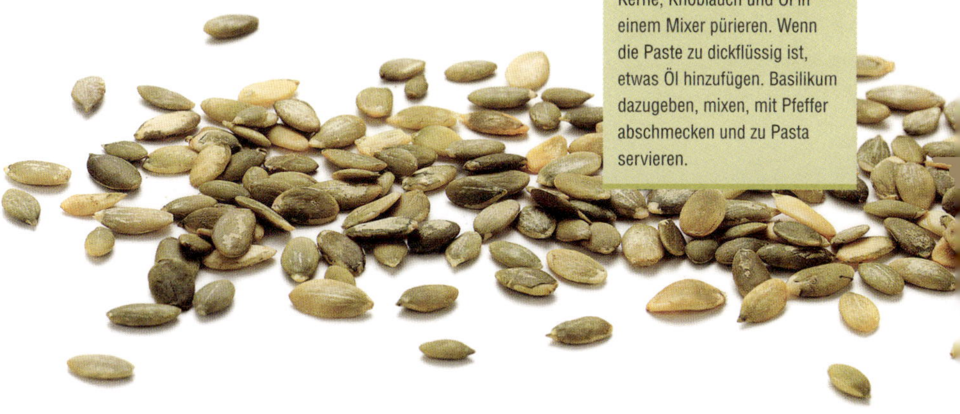

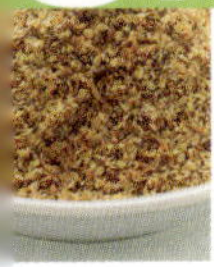

NÄHRSTOFFE
Vitamine B1, B6, E, Folsäure; Magnesium, Mangan, Zink

Während einer Wandertour gibt eine Handvoll Studentenfutter mit Weizenkeimen dem Körper Energie und Ausdauer.

STUDENTENFUTTER

- **1 EL Kürbis- oder Sonnenblumenkerne**
- **1 TL Sesamsamen**
- **2 TL Mandelsplitter**
- **1 EL Weizenkeime**
- **1 EL Rosinen**
- **1 EL getrocknete Aprikosen, fein gehackt**

Kürbiskerne, Sesamsamen und Mandeln gut vermischen. Die restlichen Zutaten einrühren. Als Zwischenmahlzeit oder als Müsli servieren.

Weizenkeime

Hochs und Tiefs im Energiehaushalt umgehen: Weizenkeime haben die gleichen energetischen Vorteile wie das ganze Korn.

Die Weizenkeime im Inneren des Korns sind Träger der meisten Nährstoffe. Sie sind reich an Phenolen, die die Zellen schützen, und enthalten Zystein, eine Aminosäure, die den zähen Bronchialschleim in der Lunge verflüssigt. Die anderen Vitamine und Mineralstoffe dienen der Energiesteigerung und Ausdauer. Weizenkeime sind in Weißbrot, Auszugsmehl und vielen Backwaren nicht mehr enthalten, man sollte deshalb generell Vollkornmehl und Produkte mit hohem Vollkornanteil bevorzugen.

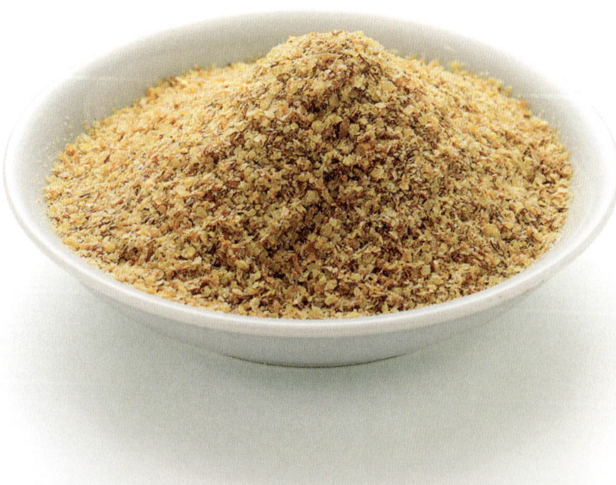

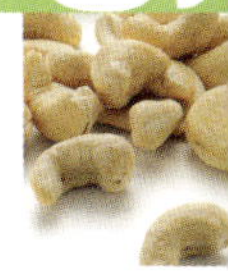

Cashewkerne

Während Sie noch Fett verbrennen, frischen die nährstoffreichen Nüsse den Mineralienhaushalt auf.

Nach einem Workout gibt es kaum eine bessere Zwischenmahlzeit als ein paar Nüsse. Cashewkerne sind vollgepackt mit Mineralien und reich an einfach ungesättigten Fettsäuren, die essenziell für die körperliche Fitness sind. Magnesium hält die Knochen stark und wirkt gegen Muskelkater und -übersäuerung. Kupfer steigert nicht nur die Energie und schützt die Gelenke, sondern hilft bei der Verwertung von Eisen. Nach einem Training verbrennt man noch einige Stunden Fett, und da sind eine Handvoll Nüsse vorteilhafter als jede Nascherei.

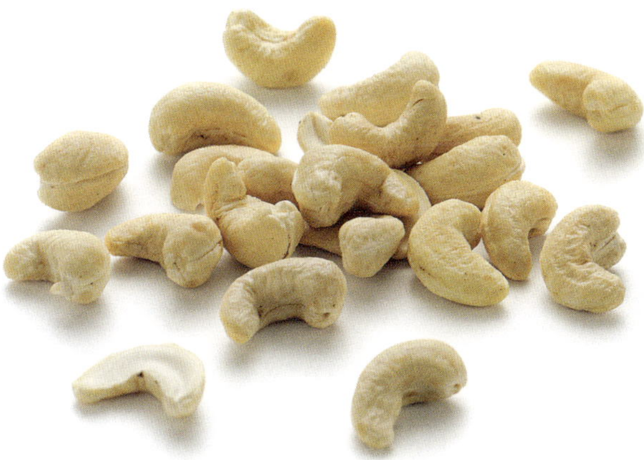

NÄHRSTOFFE

Kupfer, Magnesium, Phosphor; einfach ungesättigte Fettsäuren; Tryptophan

HÜHNCHEN MIT CASHEW

1 EL Erdnussöl
2 Chillies, entkernt und gehackt
5-cm-Stück Ingwer, geschält und fein gehackt
450 g mariniertes Hühnchen (siehe Seite 60), in Würfeln
2 Frühlingszwiebeln, gehackt
2 TL Essig
2 TL Sesamöl
2 gehäufte EL Cashewkerne

Chillies und Knoblauch in dem Erdnussöl dünsten. Hühnchen dazugeben und 2–3 Minuten pfannenrühren. Frühlingszwiebeln, Essig und Sesamöl hinzufügen und weitere 5 Minuten garen. In einer Servierschüssel anrichten. Die Cashewkerne 1 Minute in der Pfanne rösten, über dem Hühnchen verteilen und mit Reis servieren.

047

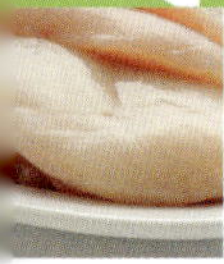

Hühnchen

NÄHRSTOFFE
Vitamine B3, B6; Phosphor, Selen; Protein; Tryptophan

HÜHNCHEN-MARINADE

3 EL Sojasauce
3 EL Reiswein oder Sherry
1 TL Zucker
2 Knoblauchzehen, zerdrückt
450 g Hühnchenbrustfilet, in mundgerechten Stücken

Sojasauce, Wein, Zucker und Knoblauch vermischen. Das Fleisch in einer Schüssel mit der Marinade übergießen. Abgedeckt an einem kühlen Ort 2 Stunden ziehen lassen.

Geflügelfleisch ist ein Powerpack an mageren Proteinen und B-Vitaminen, die Ihnen zu Schwung, Ausdauer und Energie verhelfen.

Mageres Fleisch ist die absolut erste Wahl für alle, die sich regelmäßig viel bewegen. Hühnchenfleisch gehört zu den magersten Sorten – solange man die Haut nicht mitisst. Das Fleisch verfügt über ausreichend Proteine für den Muskelaufbau und stärkt gleichzeitig den Knochenbau. Niacin und Pyridoxin, auch als Vitamin B3 bzw. B6 bekannt, machen das Potenzial aus, mit dem der Energiehaushalt maximiert wird. Hühnchen sollten Sie immer als Bio-Ware kaufen, damit Sie kein mit Bakterien und Chemikalienrückständen belastetes Fleisch verzehren.

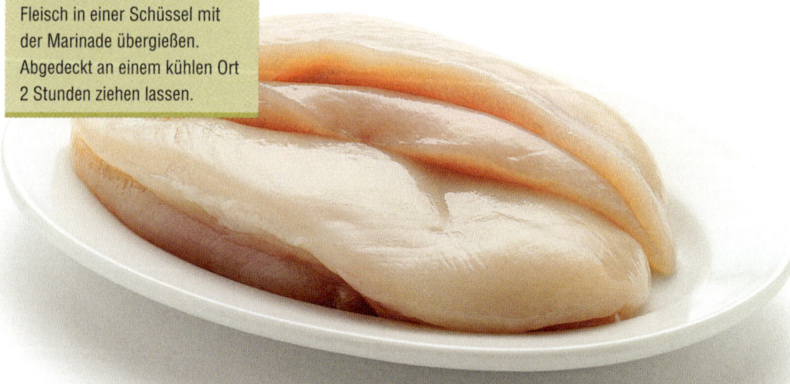

048

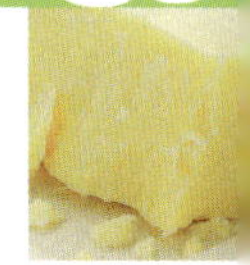

Käse

Käse ist unverzichtbar, denn er stärkt Knochen und Muskeln, ohne dass man Pfunde zulegt.

Belastungstraining stärkt die Knochen, mutet ihnen allerdings auch einiges zu und verlangt nach Nahrungsmitteln, die das Knochengerüst festigen. Neben seinem hohen Calcium-Anteil enthält Käse Spurenelemente wie Phosphor, das zusammen mit Calcium positive Eigenschaften für das Skelett hat. Das proteinhaltige Nahrungsmittel fördert aber auch den Muskelaufbau. Anstatt Vollfettkäse sollte man fettarme Sorten bevorzugen, die immer noch reich an Nährstoffen sind. Wie auch bei anderen tierischen Erzeugnissen ist Bio-Ware am empfehlenswertesten.

Der Genuss von Käse steigert die Fettverbrennung nach dem Essen.

NÄHRSTOFFE

Calcium, Jod, Phosphor, Selen; Protein

KÄSETOAST

4 Scheiben Brot
1 EL Erdnussöl
150 g Cheddar-Käse, gerieben
1 EL dunkles Bier
½ TL Senf
Pfeffer

Das Brot toasten. Öl in einer Pfanne erhitzen, Käse, Bier und Senf einrühren und bei niedriger Temperatur erhitzen, bis eine dickflüssige Paste entstanden ist. Mit Pfeffer abschmecken, auf dem Brot verteilen und überbacken, bis der Käse Blasen wirft. Sofort servieren.

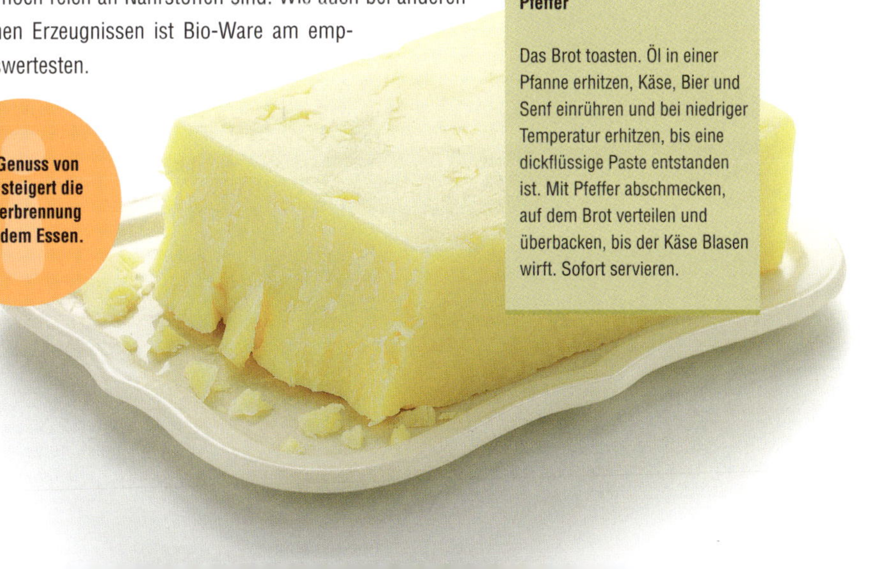

049

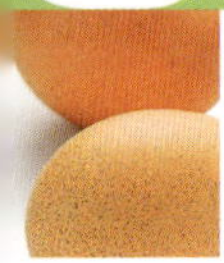

Eier

Sie liefern Kraft und Energie und maximieren den Erfolg eines Workouts.

NÄHRSTOFFE
Vitamine B2, B5, B12, D, K; Jod, Molybdän, Phosphor, Selen; Protein

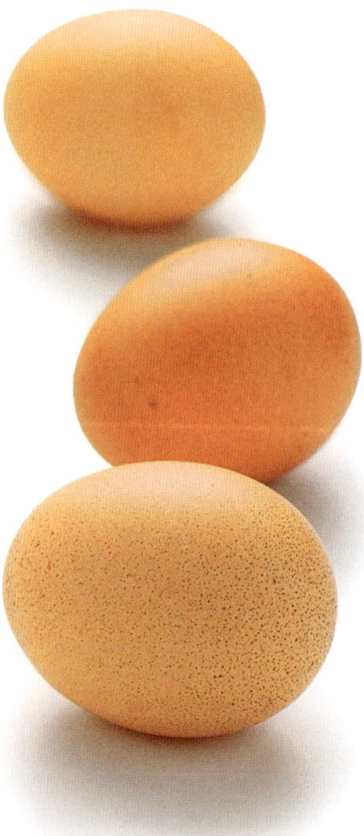

Ausschlaggebend für eine Mahlzeit ein oder zwei Stunden nach einer körperlichen Betätigung sind die Inhaltsstoffe der verwendeten Nahrung, denn genau in dieser Phase braucht und verbrennt der Körper Fette, was letztendlich zum Muskelaufbau und zur Energiezufuhr führt. Eier enthalten in hoher Konzentration die benötigten Aminosäuren und andere energieaufbauende Nährstoffe. Ihr hoher Anteil an Vitamin K unterstützt den Körper zudem beim Heilungsprozess kleinerer Verletzungen, weil Vitamin K die Blutgerinnung reguliert und dafür sorgt, dass das Blut in den Arterien nicht verklumpt.

PORREE-PAPRIKA-OMELETT

- **1 EL Erdnussöl**
- **1 Stange Porree, fein gehackt**
- **1 Paprika, entkernt und in Stücken**
- **4 Eier**
- **Salz und Pfeffer, zum Abschmecken**

Das Öl erhitzen und den Porree darin 2–3 Minuten andünsten. Mit der Paprika weitere 2 Minuten dünsten. Das Gemüse beiseitestellen. In einer Schüssel die Eier schlagen und 2 EL kaltes Wasser zugeben. Abschmecken und in der Pfanne mit dem Gemüse in 5 Minuten zu einem Omelett ausbacken.

050

Tomatensaft

Der mineralstoffreiche Saft ist gesünder als exzessiver Wasserkonsum und eine gute Alternative bei und nach sportlicher Betätigung.

Vollgepackt mit Vitaminen und Mineralien ist die Tomate vor allem wegen ihres Phytonährstoffs Lycopin wertvoll. Vorteilhaft ist, dass Lycopin auch bei der Verarbeitung von Tomaten nicht verlorengeht und beispielsweise im Tomatensaft die gleichen positiven Eigenschaften wie in der unbehandelten Frucht aufweist. Für Jogger ist eine Flasche Tomatensaft die beste Quelle an Natrium, dessen Level im Körper während einer sportlichen Betätigung gefährlich niedrig sein kann und das in Wasser nicht oder nur in geringen Mengen enthalten ist.

GEKÜHLTE TOMATENSUPPE

8 Tomaten, ohne Haut und Kerne, gehackt
2 Salatgurken, fein gehackt
1 l Tomatensaft
2 Paprika, entkernt und in Stücken
2 Knoblauchzehen, zerdrückt
1 EL Rotweinessig
1 EL Olivenöl

Die Hälfte der Tomaten, die Hälfte der Salatgurken, den Tomatensaft, die Paprika, den Knoblauch und den Essig in einem Mixer pürieren. Das Öl und den Rest der Tomaten und der Salatgurke hinzugeben und vor dem Servieren 30 Minuten in den Kühlschrank stellen.

NÄHRSTOFFE

Vitamine A, B-Komplex, C, E, K, Folat; Chrom, Eisen, Kalium, Kupfer, Magnesium, Mangan, Molybdän, Phosphor; Ballaststoffe; Lycopin; Protein

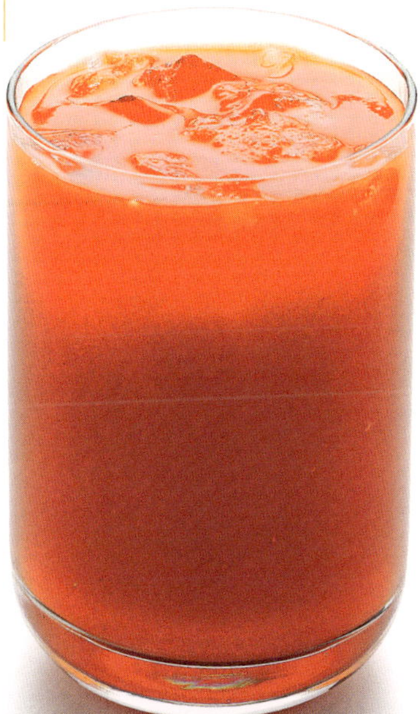

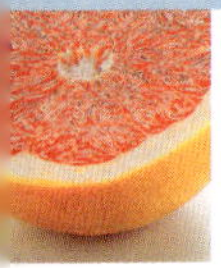

Grapefruit

Eine Grapefruit zu Beginn einer Mahlzeit hilft, überflüssige Pfunde abzubauen.

NÄHRSTOFFE
Vitamin C, Betacarotin, Folat; Kalium; Ballaststoffe; Limonoide

Ein Glas Grapefruitsaft täglich reduziert das Risiko von Nierensteinen erheblich.

Es ist ein alter Trick, eine Mahlzeit mit einer halben Grapefruit zu beginnen. 2006 wurde er sogar wissenschaftlich bewiesen: Die einfache Umstellung bewirkte, dass eine Gruppe übergewichtiger Versuchspersonen nicht nur Gewicht verlor, sondern überdies einen wesentlich ausgeglicheneren Blutzuckerspiegel als vorher aufwies. Andere Untersuchungen belegen, dass Grapefruits den Insulinspiegel senken. So wird der Teufelskreis durchbrochen, dass eine Gewichtszunahme zu Diabetes führt, was wiederum zur Folge hat, dass die Erkrankten noch mehr an Gewicht zunehmen. Grapefruits sind reich an Flavonoiden, die zellaufbauend, krebsbekämpfend und herzstärkend wirken.

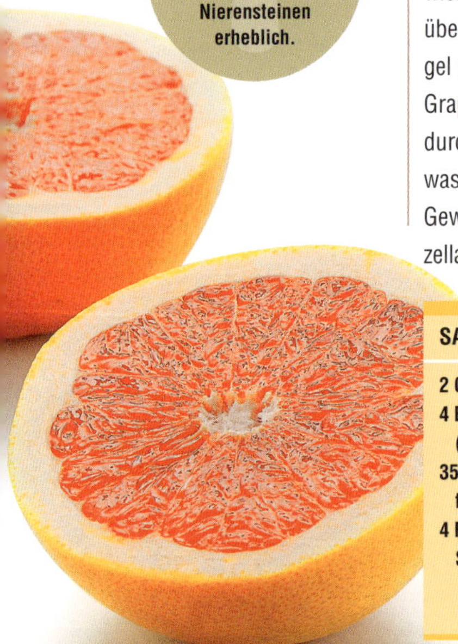

SALAT VON GRAPEFRUIT UND HÜHNCHEN

2 Grapefruits
4 EL Honig-Vinaigrette (s. Seite 29)
350 g gegartes Hühnchenfleisch, in Stücken
4 Paprika, entkernt und in Stücken

Mit einer Reibe die Schale der Grapefruit abraspeln und zu der Vinaigrette hinzufügen. Diese über das Hühnchen geben. Die Grapefruit schälen und filetieren. Zusammen mit den Paprikastücken in eine Servierschüssel geben und mit den Hühnchenstücken bedecken.

052

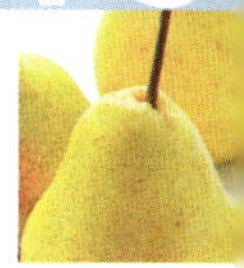

Birne

Süß und sättigend, sind Birnen reich an den Ballaststoffen, die der Körper zum Abnehmen braucht.

NÄHRSTOFFE
Vitamin C; Kupfer; Ballaststoffe

Sowohl wasserlösliche als auch wasserunlösliche Ballaststoffe sättigen in gesunder Art und Weise. Birnen gehören zu den wenigen Früchten mit einer hohen Menge an Letzteren, was ihnen einen verführerischen Reiz verleiht, der sich sowohl als süß wie auch als sättigend entpuppt. Ihr zuckriger Geschmack und die erfrischende Saftigkeit machen sie für all diejenigen zu einer Alternative, die wegen Gewichtsproblemen auf Naschwerk verzichten wollen. Bei einer Diät führt die Nahrungsumstellung oft zu Verdauungsproblemen. Birnen sind auch in dieser Hinsicht förderlich, denn sie wirken einer trägen Verdauung entgegen, auch wenn Sie weniger als sonst zu sich nehmen.

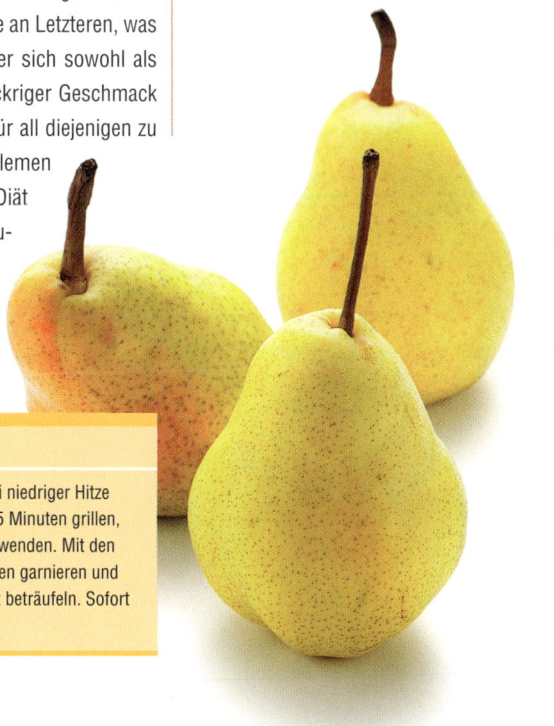

GEGRILLTE BIRNEN

4 Birnen, entkernt und halbiert
2 EL getrocknete Johannisbeeren
4 EL Apfelsaft

Die Birnen bei niedriger Hitze im Backofen 5 Minuten grillen, dabei einmal wenden. Mit den Johannisbeeren garnieren und dem Apfelsaft beträufeln. Sofort servieren.

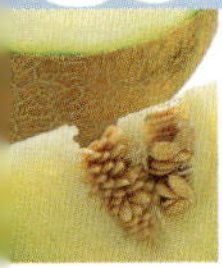

Galia-Melone

NÄHRSTOFFE
Vitamine B3, B6, C, Betacarotin, Folsäure; Kalium; Ballaststoffe

Da läuft einem das Wasser im Munde zusammen. Zudem sind Melonen perfekte Oxidationshemmer.

Die dichte Konsistenz dieser schmackhaften Melonensorte (auch als Cantaloupe- oder Zuckermelone bekannt) macht sie zu einem befriedigenden Ersatz für die Süßigkeiten, auf die man eher verzichten sollte. Wo man ansonsten seinen Heißhunger mit nährstoffarmen Snacks oder einem Teller voller Naschwerk stillen würde, findet man in einem einzigen Melonenschnitz mehr Vitamin C und Betacarotin, als der Körper an einem Tag benötigt. Aber Vorsicht: Galia-Melonen verlieren nach dem Aufschneiden schnell ihr Vitamin C. Daher sollte man immer nur so viel abschneiden, wie man wirklich essen will.

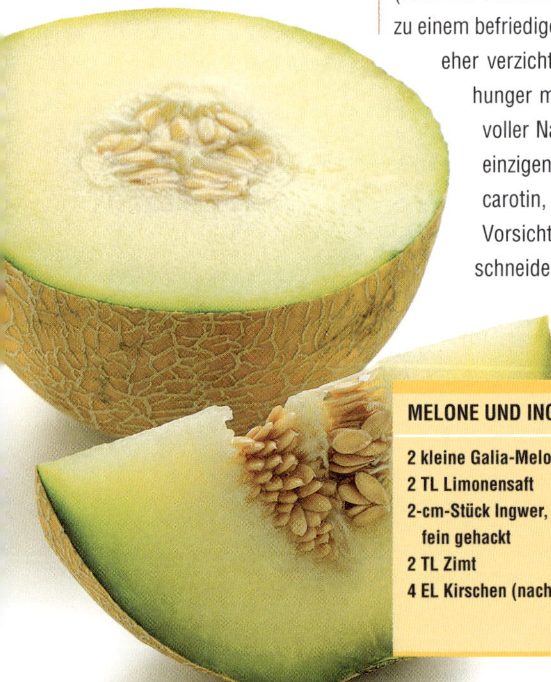

MELONE UND INGWER

2 kleine Galia-Melonen
2 TL Limonensaft
2-cm-Stück Ingwer, geschält und fein gehackt
2 TL Zimt
4 EL Kirschen (nach Belieben)

Die Melonen vierteln, von den Schalen und Kernen befreien und das Fruchtfleisch herauslösen. Limonensaft und Ingwer hinzufügen und gut vermischen. Mit Zimt bestäuben, mit Kirschen garnieren und servieren.

054

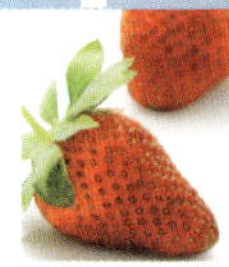

Erdbeeren

Ebenso delikat wie beliebt, sind Erdbeeren eine Schatztruhe an Wirkstoffen gegen Übergewicht.

Die meisten Menschen essen Erdbeeren aus purem Genuss. Umso überraschender ist es, dass die süßen Früchte eine Vielzahl an Inhaltsstoffen enthalten, die – neben anderen positiven Effekten – Fettleibigkeit entgegenwirken. Ihr ungewöhnlich hoher Vitamin- und Mineraliengehalt sorgt für eine üppige Energiezufuhr. Unverbesserliche Naschkatzen finden in Erdbeeren einen köstlichen, gleichermaßen mundgerechten wie fingerfreundlichen Ersatz für Süßigkeiten. Und mit mehr Ballaststoffen als in so manch anderem Obst bewirken Erdbeeren, dass man sich lange satt fühlt.

> **Der Genuss von Erdbeeren lindert das Krebsrisiko erheblich.**

ERDBEER-SCHLEMMEREI

4 Mandarinen
340 g Erbeeren, geputzt
170 g Tafeltrauben
110 g Mandeln
2 EL Orangensaft (nach Belieben)

Die Mandarinen schälen, filetieren und auf einem Servierteller anrichten. Erdbeeren, Trauben und Mandeln hinzufügen. Nach Belieben mit dem Orangensaft beträufeln, alles vermischen und servieren.

NÄHRSTOFFE

Vitamine B2, B5, B6, C, K, Folsäure; Jod, Kalium, Kupfer, Magnesium, Mangan; Anthocyanidine; Flavonoide; Ballaststoffe; Omega-3-Fettsäuren; Ellagsäure

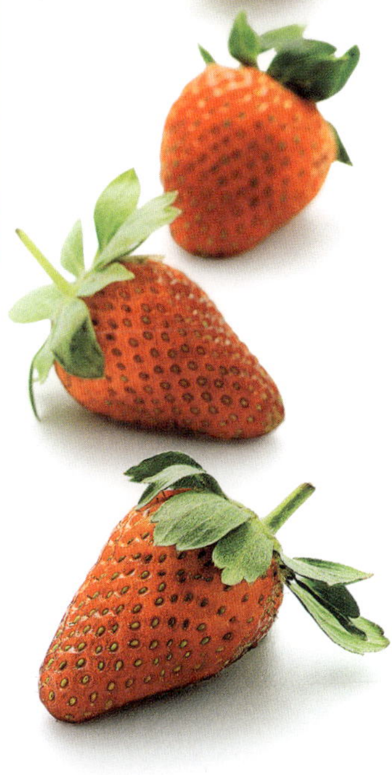

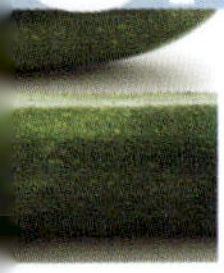

Zucchini

Das grüne Gemüse macht Salate gehaltvoller und reguliert den Blutzucker.

NÄHRSTOFFE
Vitamine B1, B2, B6, C, K, Betacarotin, Folsäure; Kalium, Kupfer, Magnesium, Mangan, Phosphor; Ballaststoffe

Zucchini ersetzen eine große Menge an Betacarotin, das durch Nikotin- und Alkoholgenuss verlorengeht.

Die zahlreichen Vitamine und Mineralstoffe sorgen für ein hohes Energieniveau, selbst wenn Sie gar nichts zu sich nehmen. Der Mangan-Anteil hält den Blutzuckerspiegel konstant, während veredelte Lebensmittel und Süßigkeiten ihm zuerst einen Kick geben und ihn danach rapide absinken lassen. Zucchini haben einen hohen Anteil an Ballaststoffen, was Heißhungerattacken vorbeugt. Sie können in vielfältiger Weise, als Rohkost oder in Salaten zubereitet werden.

RATATOUILLE

2 Auberginen, in Stücken
1 Prise Salz
2 EL Olivenöl
2 Zwiebeln, gehackt
3 Knoblauchzehen, zerdrückt
4 Zucchinis, in Stücken
800 g Tomaten aus der Dose, in Stücken

Die Auberginen mit dem Salz bedecken. Nach 30 Minuten abspülen und trocknen. Öl erhitzen, Zwiebeln und Auberginen darin 5 Minuten anbraten. Die restlichen Zutaten hinzufügen, aufkochen und weitere 10 Minuten köcheln lassen. Servieren.

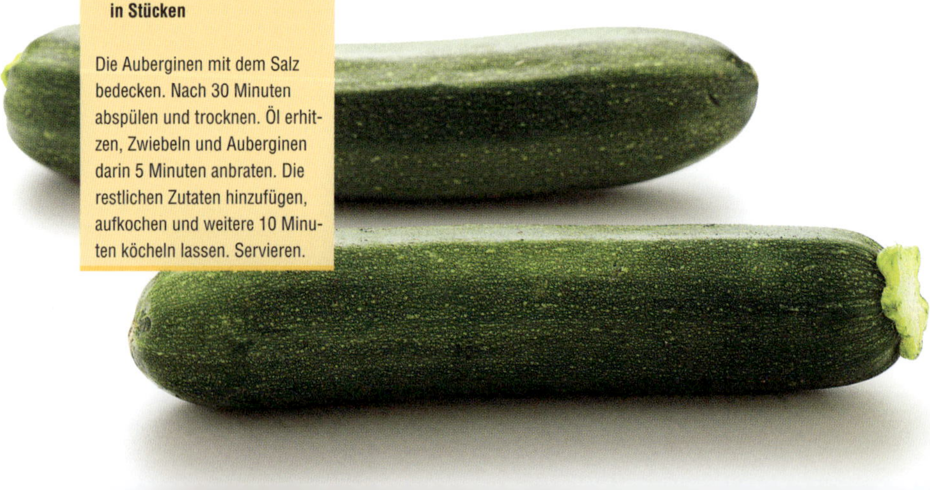

056

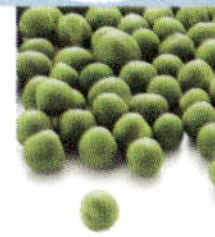

Erbsen

Das beliebte Gemüse ist energie- und ballaststoffreich und hält den Hunger im Zaum.

Erbsen sind reich an einer ganzen Reihe von Nährstoffen. Sie enthalten zudem in großer Menge lösliche wie unlösliche Ballaststoffe – bei einer Gewichtsreduktion ein nicht zu unterschätzendes Kriterium, denn je langsamer die Nahrung verdaut wird, desto ausgleichender ist dies für den Blutzucker- und Insulinspiegel und desto länger hält das Sättigungsgefühl an. Erbsen enthalten zudem Wirkstoffe, die den Appetit steuern.

NÄHRSTOFFE

Vitamin-B-Komplex, C, K, Betacarotin, Folsäure; Eisen, Kalium, Kupfer, Magnesium, Mangan, Phosphor, Zink; Ballaststoffe; Protein

ERBSEN MIT MINZE UND ORANGE

175 g tiefgefrorene Erbsen
1 TL abgeriebene Schale 1 unbehandelten Orange
1 EL Orangensaft
1 EL Minzblätter, gehackt
Salz und Pfeffer

Wasser zum Kochen bringen, Erbsen und Schale zufügen. Nach 3 Minuten abschütten, den Saft dazugeben und aufkochen. Minzblätter einrühren, abschmecken und servieren.

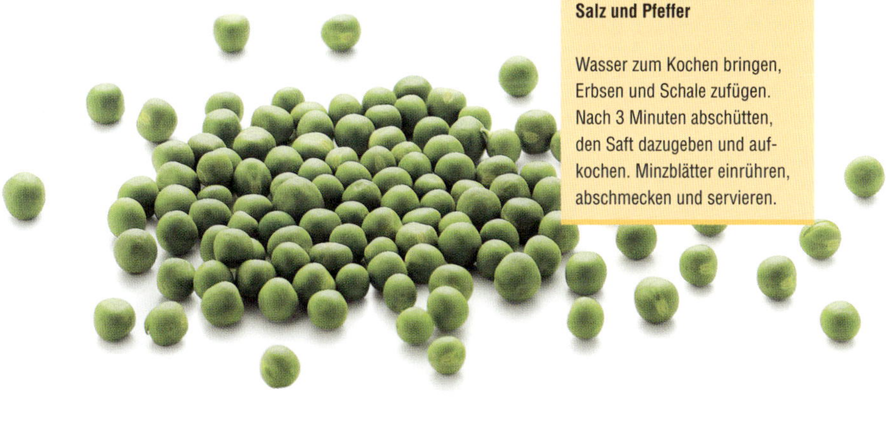

057

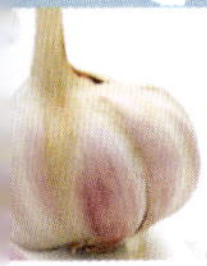

Knoblauch

NÄHRSTOFFE
Vitamine B1, B6, C; Calcium, Eisen, Kalium, Kupfer, Mangan, Phosphor, Selen; Protein

KNOBLAUCHSUPPE

2 EL Olivenöl
4 Knoblauchzehen, zerdrückt
200 g frisches Brot, gewürfelt
1 l Gemüsefond
4 Eier (nach Belieben)

Das Öl erhitzen und bei niedriger Temperatur den Knoblauch 30 Sekunden andünsten. Die Brotkrumen hinzufügen und 1 weitere Minute dünsten. Gemüsefond einrühren, aufkochen und 10 Minuten köcheln lassen. Falls gewünscht, die Eier aufschlagen, in die Suppe geben und weitere 3 Minuten köcheln lassen. Mit knusprigem Brot servieren.

Gewichtsreduzierung ist nur einer von vielen vorteilhaften Effekten dieses Wundermittels.

Um die Wirkung der Nährstoffe zu erhöhen, sollte Knoblauch erst 10 Minuten nach dem Zerdrücken weiterverarbeitet werden.

Man kennt Knoblauch als geschmacksverstärkendes Gewürz, aber seine Heilkräfte sind mindestens ebenso stark und reichen von Krebsvorbeugung bis hin zur Gewichtsabnahme. Verantwortlich dafür sind die Abbauprodukte schwefelhaltiger Verbindungen, die dem Knoblauch auch seinen intensiven Geschmack verleihen.

Fettkiller

Allicin, ein Umsetzungsprodukt der Aminosäure Alliin, gilt als hilfreich beim Abspecken, selbst wenn Sie Ihre Essgewohnheiten nicht großartig umstellen. Daneben senkt Allicin die Blutfettwerte und reduziert so das Risiko gewichtsbedingter Folgeschäden wie Stoffwechselkrankheiten oder Diabetes. Aber nicht nur zum Abspecken ist Knoblauch förderlich, es verhindert auch die Ablagerung von Fettdepots in den Arterien, die ansonsten den Blutfluss behindern. Bei einer Schlankheitskur isst man oft hochproteinhaltige Lebensmittel und bewegt sich mehr als sonst. Beides kann zu entzündlichen Reaktionen im Körper führen, die gegen die Widerstandskraft gegen Infektionen und Erkrankungen schwächen. Knoblauch wirkt antibakteriell und entzündungshemmend.

Schmeckt gut und ist gesund!

Knoblauch verleiht Gerichten mehr Geschmack, ohne die Speisen kalorienreicher zu machen. Daneben stärkt es die Herzfunktionen, bekämpft Bluthochdruck, reduziert das Krebsrisiko und wirkt antibakteriell.

PILZE IN KNOBLAUCH

2 EL Olivenöl
4 Knoblauchzehen, zerdrückt
450 g Pilze
4 Scheiben Vollkornbrot (nach Belieben)

Das Öl in einer Pfanne erhitzen und bei niedriger Temperatur den Knoblauch andünsten. Pilze hinzufügen. Abgedeckt 8 Minuten unter gelegentlichem Rühren bei niedriger Temperatur garen. Falls gewünscht, das Brot toasten, die Pilze darauf verteilen und sofort servieren.

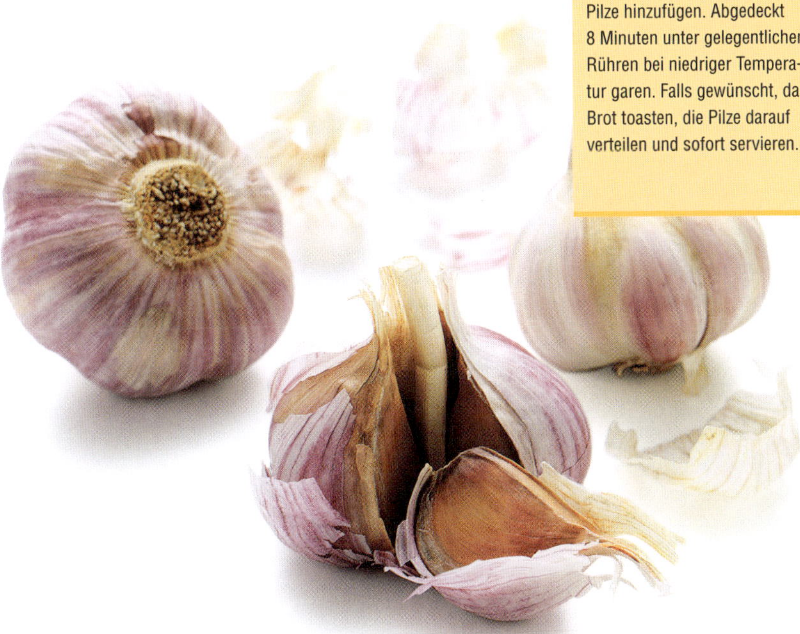

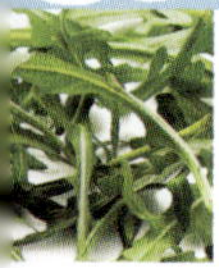

Rukola

NÄHRSTOFFE
Vitamin-B-Komplex, C, K, Betacarotin, Folsäure; Calcium, Eisen, Kalium, Magnesium, Mangan, Phosphor, Zink; Ballaststoffe

RUKULA-SALAT

12 Kopfsalatblätter
115 g Rukola, geputzt
115 g Krause Endivie oder Radicchio
1 EL Walnussöl
1 EL Essig

Die Kopfsalatblätter zerteilen und mit der Rauke und dem Endiviensalat vermischen. Erst kurz vor dem Servieren mit Öl und Essig übergießen.

Die dekorativen Raukeblätter gehören zu dem Nährstoffreichsten, was man im Salat finden kann.

Salate gehören schon deshalb zu den gesündesten Gerichten, weil die Rohkost-Zutaten eine langsame Nahrungsaufnahme befördern. Wer sein Essen im Schnelldurchgang zu sich nimmt, ist oft nach 10 Minuten schon wieder hungrig. Der leicht pfeffrige Geschmack des Rukola bereichert jeden Blattsalat. Seine Vitamine und Mineralstoffe eignen sich, um die Knochen zu stärken – wichtig, wenn Sie während einer Diät auf calciumreiche Milchprodukte verzichten wollen oder müssen.

Eine Portion Rukolasalat deckt mehr als den Tagesbedarf an knochenbaufördernden Vitamin K.

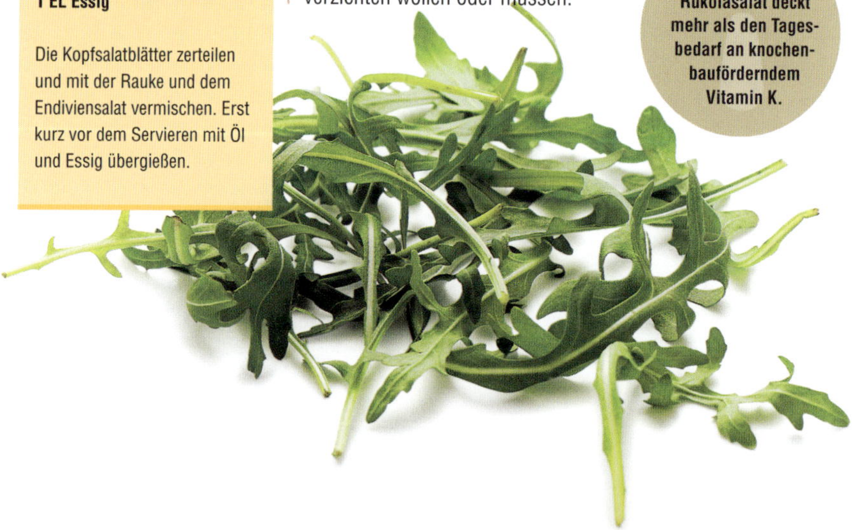

059

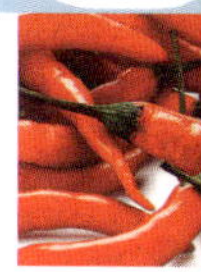

Chili

Die feuerroten Chillies verbrennen im wahrsten Sinne des Wortes Übergewicht.

Experten behaupten, dass Chillies die Fettverbrennung steigern, sodass die Nahrung schneller als normal verstoffwechselt wird. Andere betonen, dass man wegen der Schärfe langsamer essen muss und der feurige Geschmack besser sättigt. Wie auch immer – Chillies sind definitiv eine Hilfe beim Abspecken. Darüber hinaus lindern sie chronische Magenverstimmungen und töten Bakterien ab, die Magengeschwüre verursachen.

NÄHRSTOFFE
Vitamin C, Betacarotin; Eisen, Kalium; Ballaststoffe

CHILI-RELISH

200 g Chillies, entkernt
1 EL Olivenöl
4 Knoblauchzehen, zerdrückt
1 Salatgurke, in Stückchen

Chillies im Backofen 4–5 Minuten grillen, bis die Haut Blasen wirft. 10 Minuten in einem Gefrierbeutel abkühlen lassen, die Haut entfernen und in Stückchen schneiden. Mit den restlichen Zutaten vermischen. Das Relish ist im Kühlschrank 2 Wochen haltbar. Sparsam verwenden.

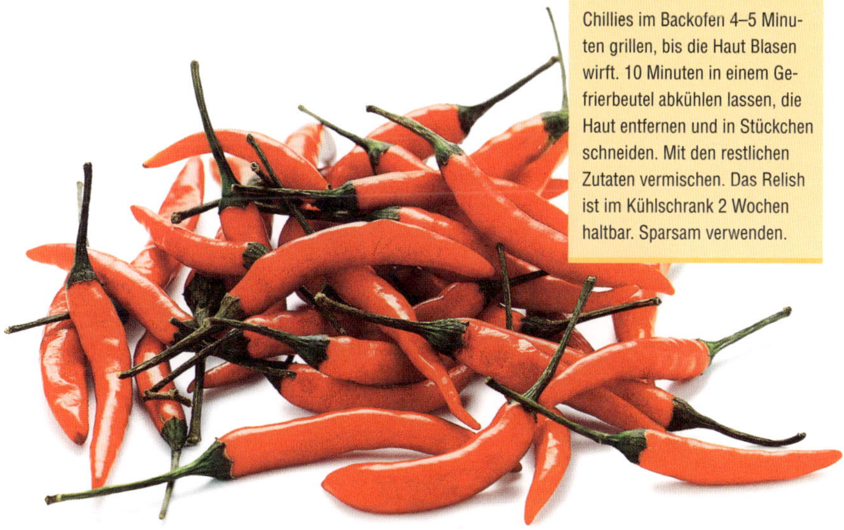

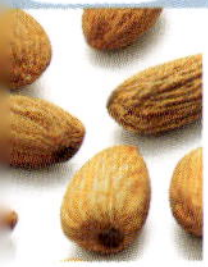

NÄHRSTOFFE
Vitamine B2, E; Kupfer, Magnesium, Mangan, Phosphor; Protein

Mandeln

Mandeln sind die ideale Alternative für einen nährstoff- und kalorienarmen Snack.

Auf den ersten Blick sind Mandeln und Gewichtsreduktion ein Widerspruch. Untersuchungen haben allerdings ergeben, dass bei einer kalorienarmen Diät Versuchspersonen, die regelmäßig Mandeln zu sich nahmen, wesentlich bessere Erfolge erzielten. Das mag an den mehrfach ungesättigten Fettsäuren liegen, die länger sättigen, sowie an ihrem hohen Anteil an Ballaststoffen, der den Blutzuckerspiegel ausgleicht und Essattacken entgegenwirkt. Ein Dutzend Mandeln enthält nur 90 Kalorien – dazu sind sie reich an Protein und energiespendenden Nährstoffen.

MANDEL-SALSA

2 EL Mandeln
2 Tomaten, in Stücken
2 rote Zwiebeln, fein gehackt
2 EL Schnittlauch, fein gehackt
1 EL Petersilie, fein gehackt
2 TL Essig

Die Mandeln in einer Pfanne kurz anrösten. Alle anderen Zutaten in einer Servierschüssel vermischen, die Mandeln darübergeben und servieren.

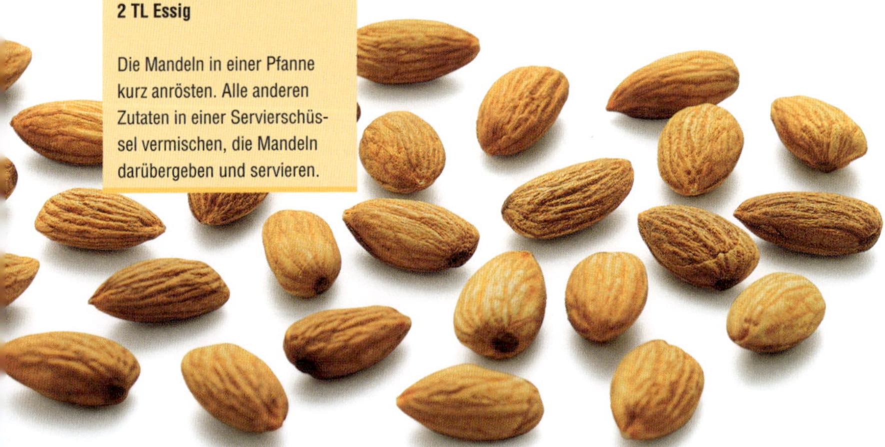

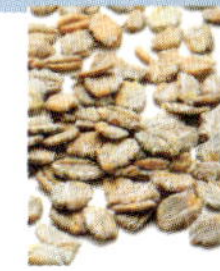

Roggen

Das ballaststoffreiche Getreide mit dem niedrigen glykämischen Index bekämpft überflüssige Pfunde.

Vollkorngetreide spielt bei der Gewichtsreduktion eine zentrale Rolle. Seine Ballaststoffe bewirken einen niedrigen glykämischen Index (GI), weil sie Kohlehydrate nur langsam in den Blutkreislauf abgeben. Raffinierte Getreidesorten haben dagegen nur einen geringen Nährwert und verursachen starke Schwankungen des Blutzuckerspiegels. Nahrungsmittel mit niedrigem GI haben inzwischen auch den Ruf, bei der Gewichtsabnahme hilfreich zu sein. Roggen zählt zu den Getreidesorten mit dem niedrigsten GI-Wert. Außerdem enthält er zahlreiche Verbindungen, die Wassereinlagerungen in den Körperzellen verhindern.

NÄHRSTOFFE

Magnesium, Phosphor, Selen; Lignane; Ballaststoffe; Protein

HÜTTENKÄSE AUF TOAST

8 Scheiben Roggenbrot
8 EL Hüttenkäse
1 TL Zitronengras, fein gehackt
4 Tomaten, in Stücken
4 Gewürzgurken, gehackt

Das Brot toasten, den Hüttenkäse mit dem Zitronengras vermischen und auf den Toast geben. Tomaten und Gurken darübergeben und servieren.

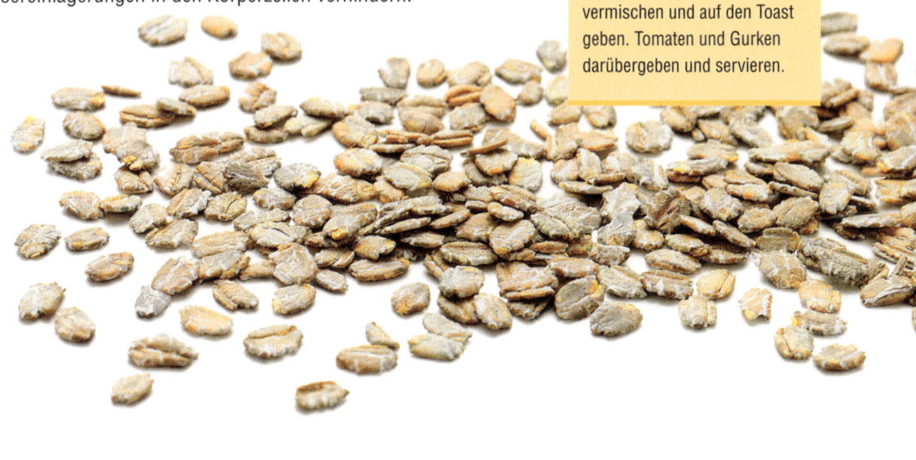

062

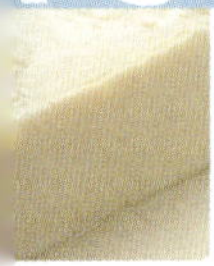

Tofu

NÄHRSTOFFE

Calcium, Eisen, Kalium, Kupfer, Magnesium, Mangan, Phosphor; Ballaststoffe; Omega-3-Fettsäuren, Protein; Tryptophan

TOFU-SPIESSE

4 EL Sojasauce
1 EL Sesamöl
1 EL süßer Apfelsaft
1 Prise Chilipulver
4 Paprika, entkernt und in Stücken
450 g Tofu, abgetropft und in Würfeln

Sojasauce, Sesamöl, Apfelsaft und Chilipulver vermischen und den Tofu darin mindestens 1 Stunde marinieren lassen. Abwechselnd Tofuwürfel und Paprikastücke auf Spieße stecken und 5–10 Minuten im Backofen grillen, dabei immer wieder mit der Marinade einpinseln. Anschließend servieren.

Das Wundermittel Soja schützt die Organe und sorgt für eine schlanke Linie.

Die positiven Wirkungen auf den weiblichen Hormonhaushalt haben Tofu bekannt gemacht, aber auch für das männliche Geschlecht hat der Bohnenquark viel Gutes zu bieten. Der aus Sojamilch fermentierte Quark enthält in hoher Konzentration das Isoflavonoid Genistein, das die Gewichtsabnahme beschleunigt, indem es gegen die Einlagerung von Fettzellen wirkt. Bei Frauen, die den Wirkstoff wegen hormonbedingter Wechseljahresbeschwerden zu sich nahmen, zeigte sich eine prägnante Gewichtsreduktion, die sich vor allem um die Taille herum bemerkbar machte.

TOFU-SMOOTHIE

200 g Tofu
8 EL Orangensaft
8 EL Mango-Fruchtmark
4 Äpfel, in Stücken
4 EL Walnüsse, gehackt

Alle Zutaten außer 1 EL Walnüsse in der Küchenmaschine bei langsamer Geschwindigkeit pürieren. Dann die Geschwindigkeit erhöhen, bis die Mischung eine cremige Konsistenz hat. In Gläser füllen und mit den restlichen Walnüssen garniert servieren.

Mit Bedacht verwenden

Soja reduziert das Risiko zahlreicher Erkrankungen wie Krebs, Herzkrankheiten, Osteoporose und Diabetes. Da es aber einen starken Einfluss auf den Hormonhaushalt hat, kann es bei übermäßigem Genuss auch den umgekehrten Effekt haben und hormonbedingte Krebsarten und eine Schilddrüsenüber- oder unterfunktion fördern. Die Langzeiteffekte von neueren Sojaprodukten sind noch nicht untersucht, die traditionellen asiatischen Produkte wie Tofu, Miso und Natto dagegen sind unbedenklich.

Die gesundheitsfördernden Inhaltsstoffe der Soja kommen in Tofu besser zur Geltung als in anderen Sojaprodukten.

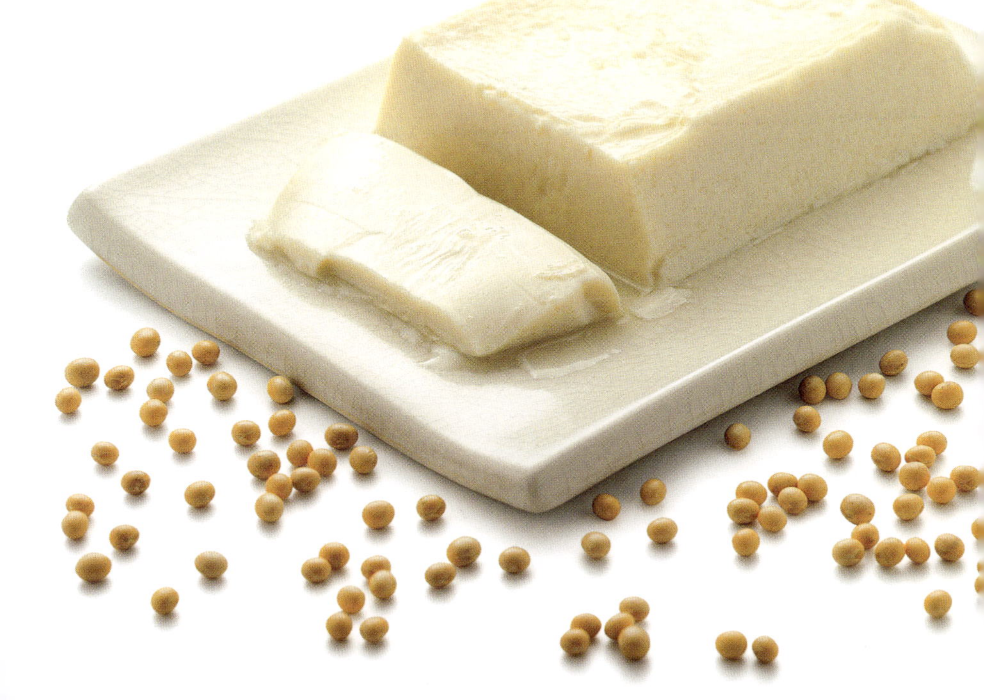

063

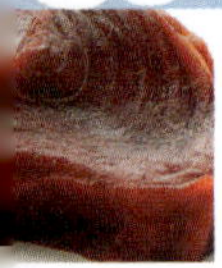

Thunfisch

Wenig Fett, viel Protein – und ein Hormon, das den Heißhunger in seine Schranken weist.

NÄHRSTOFFE
Vitamine B1, B3, B6; Kalium, Magnesium, Phosphor, Selen; Omega-3-Fettsäuren; Protein; Tryptophan

Proteinhaltige Nahrungsmittel wie Fleisch oder Käse haben oft einen hohen Fettanteil. Zwar verlängern eiweißhaltige Lebensmittel das Sättigungsgefühl, doch ihr Fettanteil ist nicht immer unbedenklich. Thunfisch dagegen bietet viel Eiweiß bei wenig Fett – eine recht seltene Kombination. Frischer Thunfisch ist reich an Omega-3-Fettsäuren, die neben anderen Vorzügen die Produktion des Hormons Leptin stimulieren, das das Hungergefühl hemmt.

GEBACKENER THUNFISCH

4 Thunfischsteaks
schwarzer Pfeffer, frisch gemahlen
3 EL Olivenöl
2 Zwiebeln, in Stücken
8 EL trockener Weißwein
4 Tomaten, in Stücken

Den Ofen auf 220 °C vorheizen. Den Fisch in einer Auflaufform mit Pfeffer und 1 EL Öl einreiben. Das restliche Öl in einer Pfanne erhitzen und die Zwiebel darin 3–5 Minuten dünsten. Wein und Tomaten hinzufügen und aufkochen. Die Sauce über den Fisch geben und 15 Minuten backen. Sofort servieren.

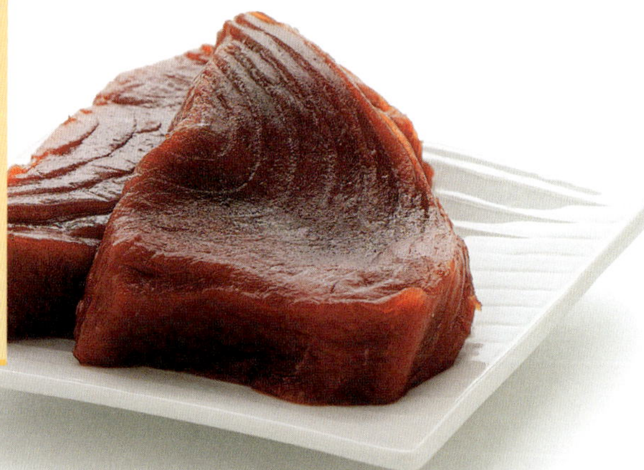

064

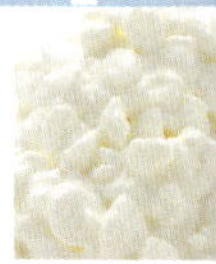

Hüttenkäse

Reich an Protein und Calcium – und dazu ein Milchprodukt ohne die typischen hohen Fettwerte.

Wegen ihres hohen Fettanteils stehen Milchprodukte oft in einem schlechten Licht, wenn es um die Abnahme von Übergewicht geht. 100 Gramm fettarmer Hüttenkäse enthalten mehr als 60 Milligramm Calcium bei einem Fettanteil von nur 1 bis 4 Gramm. Hartkäse enthält zwar mehr Calcium, bis zu einem Drittel seines Eigengewichts aber besteht aus Fetten. Hüttenkäse ist darüber hinaus sehr proteinhaltig und voller Mineralstoffe, die den Knochen Festigkeit geben. Während einer Diät ohne calciumreiche Milchprodukte ist genau dieser Mangel ein Manko.

Hüttenkäse mit Pfeffer ist eine fettarme Alternative zu Mayonnaise.

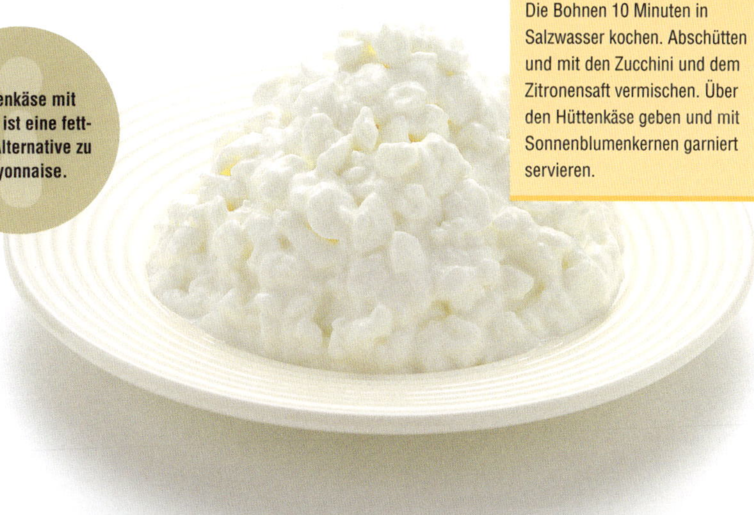

NÄHRSTOFFE

Vitamine B2, B12; Calcium, Jod, Phosphor, Selen; Protein

HÜTTENKÄSE MIT GEMÜSESALAT

175 g grüne Bohnen, in Stücken
4 kleine Zucchini, geraspelt
1 EL Zitronensaft
350 g Hüttenkäse
4 EL Sonnenblumenkerne

Die Bohnen 10 Minuten in Salzwasser kochen. Abschütten und mit den Zucchini und dem Zitronensaft vermischen. Über den Hüttenkäse geben und mit Sonnenblumenkernen garniert servieren.

Apfelessig

NÄHRSTOFFE
Vitamin C; Kalium, Mangan; Essigsäure; Pektin

Apfelessig wirkt sättigend und hält das Hungergefühl in Schach.

Der nährstoffreiche Apfelessig lindert Magenverstimmungen, die oft mit einer Ernährungsumstellung einhergehen. Ein paar Tropfen beim oder vor dem Hauptgericht helfen nachweislich beim Abnehmen. Wohl jeder kennt das Gefühl, noch hungrig zu sein, obwohl man gerade etwas zu sich genommen hat. Essigsäure wirkt diesem Gefühl entgegen, weil sie den glykämischen Index (GI) reduziert. Nahrungsmittel mit hohem GI-Wert (die meisten veredelten Nahrungsmittel) passieren die Verdauung schnell und erzeugen so ein Gefühl der Unterversorgung. Essig hingegen reduziert den GI, verlangsamt den Stoffwechsel und verhindert ein Absinken des Energielevels am Nachmittag, wenn die Lust auf eine Zwischenmahlzeit am größten ist.

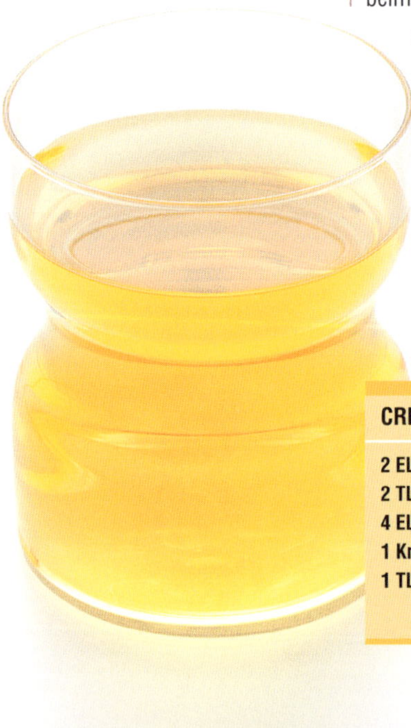

CREMIGES SALATDRESSING

2 EL Apfelessig
2 TL Apfelsaft
4 EL fettarmer Joghurt
1 Knoblauchzehe, zerdrückt
1 TL Thymian, fein gehackt

Alle Zutaten in einer Schüssel vermischen und kalt stellen. Passt als Dressing zu fast jedem Salat.

090

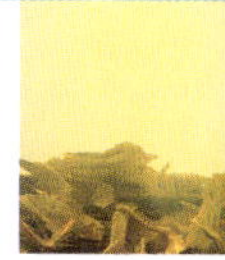

Grüner Tee

NÄHRSTOFFE
Unterschiedliche Polyphenole

Grüner Tee hilft nicht nur beim Abnehmen, sondern schützt auch vor einer Vielzahl von Krankheiten.

Da grüner Tee Koffein enthält, sollte er während einer Schwangerschaft nur mäßig getrunken werden.

Es ist kaum verwunderlich, dass Ernährungswissenschaftler gleich doppelt ins Schwärmen geraten, wenn es um grünen Tee geht. Er erhöht zum einen die Ausdauer und hemmt zum anderen die Enzyme, die Nahrung in Fett umwandeln. Besonders um die Taille herum lagert sich Fett gern ab und erhöht so das Risiko von Herzkrankheiten und Diabetes. Drei bis vier Tassen pro Tag sind optimal. Je heißer der Aufguss, desto bitterer schmeckt der Tee; am besten benutzen Sie kochendes Wasser.

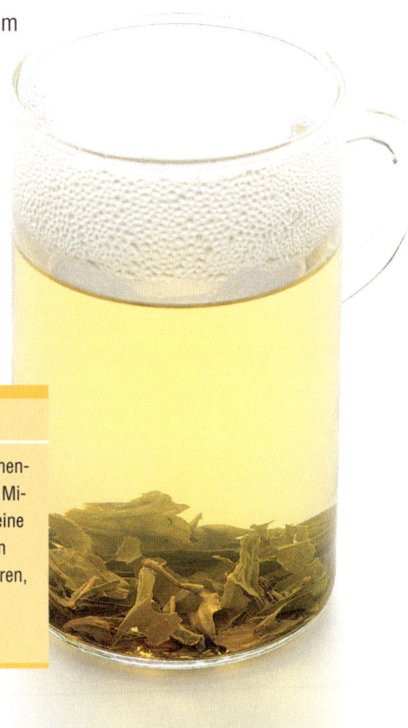

GRÜNER EISTEE

6 TL grüner Tee
500 ml Apfel- oder Pfirsichsaft
2 TL flüssiger Honig (nach Belieben)

Die Teeblätter mit 250 ml kochendem Wasser übergießen. 3–5 Minuten ziehen lassen, dann in eine Karaffe umfüllen und abkühlen lassen. Saft und Honig einrühren, mit Eiswürfeln servieren.

067

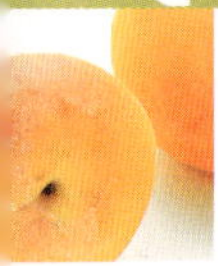

Aprikose

NÄHRSTOFFE
Vitamine A, C; Carotinoide; Ballaststoffe; Kalium; Tryptophan

Mit Aprikosen kann das Leben so süß sein! Sie schmecken gut und steigern das Glücksgefühl.

Ob frisch oder als Trockenobst – Aprikosen enthalten in reichhaltiger Menge die Aminosäure Tryptophan, die im Körper in den Neurotransmitter Serotonin umgewandelt wird. Dieses „Glückshormon“ wirkt stimmungsaufhellend, antidepressiv, steigert die Laune und wirkt Tagesmüdigkeit entgegen. Bei entsprechendem Mangel wird ein Teil des Tryptophans zu Niacin, auch als Vitamin B3 bekannt, umgewandelt, was Appetitlosigkeit, Konzentrations- und Schlafstörungen sowie Reizbarkeit entgegenwirkt.

SÜSSE APRIKOSENHÄLFTEN MIT RICOTTA

4 EL Ricotta
2 TL Honig
8 Aprikosen, halbiert und entsteint
8 Mandelhälften

Ricotta und Honig verrühren und die Mischung in die Aprikosenhälften füllen. Mit den Mandelhälften garnieren und servieren.

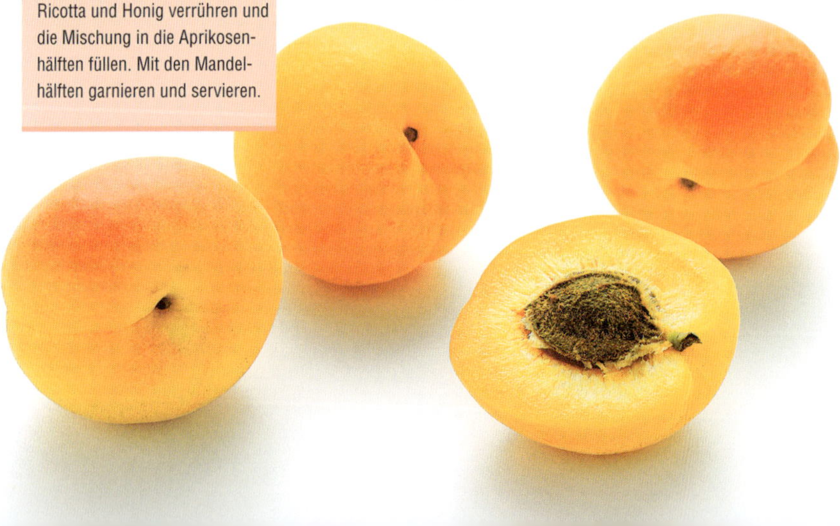

090

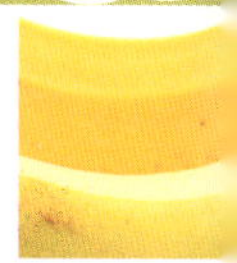

Banane

Ein Klassiker, der Körper, Geist und Seele beruhigt und erquickt.

Bananen gehören zu den bevorzugten Speisen von Babys und Kleinkindern, aber das kohlehydratreiche Obst wirkt auch bei Erwachsenen wahre Wunder. Grund dafür sind die beruhigend und gleichzeitig stimmungsaufhellend wirkenden Nährstoffe. Vor allem der hohe Vitamin-B6-Anteil beseitigt Erschöpfungszustände oder prämenstruelle Symptome. Das in Bananen enthaltene Kalium setzt die Reizbarkeitsschwelle herab, Tryptophan wirkt Depressionen und Schlaflosigkeit entgegen.

NÄHRSTOFFE

Vitamine B6, C; Kalium, Mangan; Ballaststoffe; Tryptophan

GEBACKENE BANANEN

4 Bananen, geschält
4 TL Zitronensaft
2 TL Zimt
2 EL Mandeln

Die Bananen der Länge nach halbieren und auf ein eingefettetes Backblech legen. Mit Zitronensaft und Zimt beträufeln und im Ofen backen, bis sie eine braune Farbe annehmen. Mit den Mandeln garnieren und servieren.

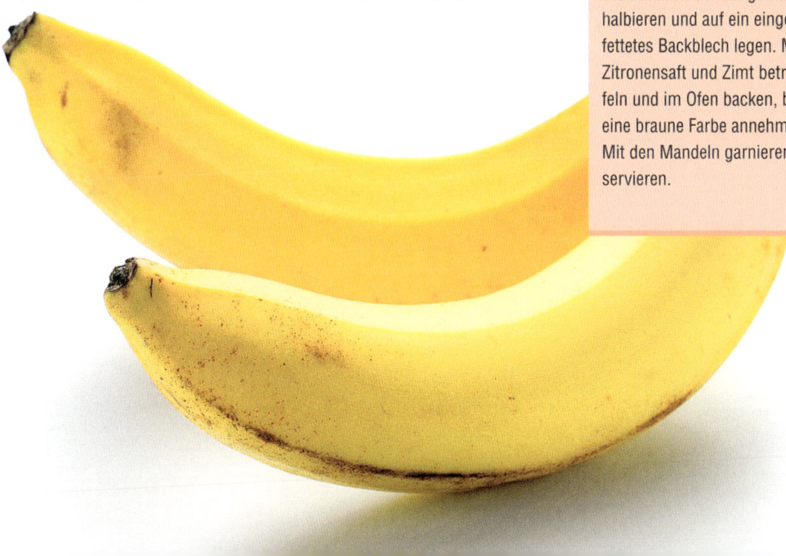

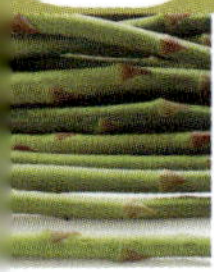

Spargel

Die schlanken Stangen sind wirkungsvolle Waffen gegen Lethargie und Depressionen.

NÄHRSTOFFE

Vitamine A, B-Komplex, C, K, Folsäure; Kalium, Kupfer, Mangan, Phosphor; Ballaststoffe; Protein

Geben Sie sich einen Kick mit Spargel! Er schmeckt köstlich und enthält eine Reihe an Mineralstoffen und Vitaminen, vor allem des B-Komplexes, der eine große Rolle für die Gemütsverfassung und für das Nervensystem spielt. Wem es an diesen Vitaminen mangelt, fühlt sich müde, deprimiert, ängstlich oder ungeduldig; Zustände, die eintreten, wenn man nicht genügend nährstoffreiche Kost zu sich nimmt. B-Vitamine arbeiten besser in Kombination als allein, sie erhöhen die Körperenergie und verbessern die mentale und emotionale Verfassung.

SPARGEL MIT HONIG UND KNOBLAUCH

450 g Spargel
1 TL Senf
2 EL flüssiger Honig
2 Knoblauchzehen, zerdrückt
½ TL Thymian, fein gehackt

Den Spargel 10–15 Minuten in Salzwasser kochen, abgießen und auf einer Servierplatte anrichten. Die restlichen Zutaten vermischen und über den Spargel geben. Sofort servieren.

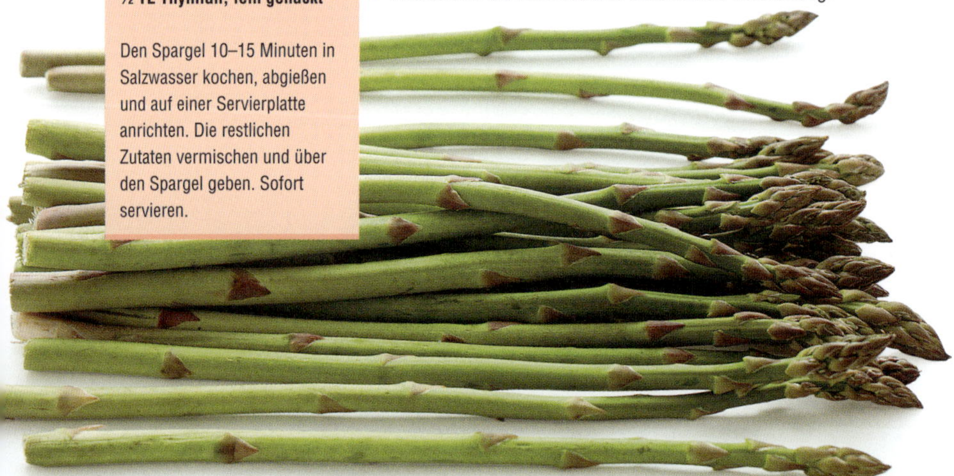

070

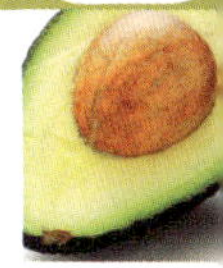

Avocado

Das cremige Fruchtfleisch enthält gesunde Fette, die Serotonin freisetzen und Sie bei Laune halten.

Eine fettfreie Diät kann ganz schön runterziehen! Dabei fühlen sich Menschen nach einem fetthaltigen Essen oft entspannter und schmerzfreier, und ohne Fette könnte der Körper Nährstoffe wie Vitamin E gar nicht verwerten. Kein Wunder, dass man sich in einem Diät-Tief zu Junkfood hingezogen fühlt ... Avocados aber sind die gesündere Alternative. Statt gesättigter enthalten sie gesunde ungesättigte Fettsäuren und sind reich an Tryptophan, das mit Vitamin B6 und Folsäure in das stimmungsaufhellenden „Glückshormon“ Serotonin umgewandelt wird.

NÄHRSTOFFE

Vitamine B6, C, K, Folsäure; Kalium, Kupfer; Carotinoide; Ballaststoffe; einfach ungesättigte Fettsäuren; Tryptophan

AVOCADO MIT PAPRIKA

4 Avocados, halbiert und entsteint
2 TL Paprika
2 TL Zitronensaft
4 Scheiben Vollkorntoast

Das Fruchtfleisch der Avocados mit einer Gabel auskratzen und mit Paprika und Zitronensaft vermischen. Auf Vollkorntoast servieren.

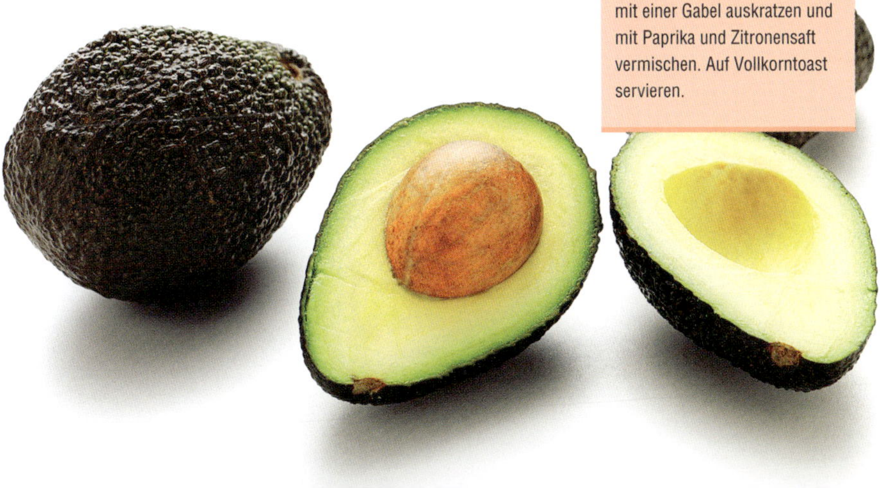

07

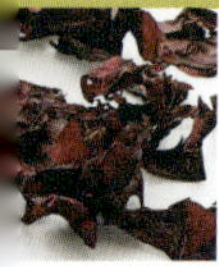

Algen

NÄHRSTOFFE
Vitamine B2, B5, K, Folsäure; Calcium, Eisen, Jod, Magnesium; Lignane

SEETANG-KÜCHLEIN

450 g Seetang oder gekochte Nori, in Stücken
225 g Hafermehl
1 TL frisch gemahlener schwarzer Pfeffer
3 EL Öl
450 g Pilze

Seetang, Mehl und Pfeffer vermischen. Mit den Händen aus der Masse zwölf Bällchen formen und flachklopfen. 2 TL Öl in einer Pfanne erhitzen und die Küchlein in 1–2 Minuten ausbacken. Unterdessen die Pilze mit dem restlichen Öl einpinseln und im Backofen grillen. Zusammen servieren.

Algen sind fürwahr Geschenke des Ozeans. Sie helfen in Stresssituationen und bereiten der Schlaflosigkeit ein Ende.

Probieren Sie auch andere Algenarten wie Nori, Wakame oder Dulse.

Algen und Seetang werden als Nahrungsmittel vor allem in der japanischen Küche verwendet. Ihr Gehalt an beruhigenden und gehirnfördernden Nährstoffen ist unübertroffen, ebenso wie ihre große Bandbreite an Mineralien: Magnesium wirkt stressabbauend und gegen Beklemmungen, Calcium vermindert Stimmungsschwankungen und Eisen bringt Energie, an der es vor allem jungen Frauen während der Menstruation mangelt. Jod fördert die Funktion der Schilddrüse. Eine Unterfunktion dieses Organs ist insbesondere bei Frauen weit verbreitet und kann Niedergeschlagenheit und Lethargie verursachen. Inzwischen sind zahlreiche Sorten von Algen im Handel erhältlich.

Hilfreiche Hormone

Die Gemütsruhe japanischer Frauen ist sprichwörtlich; das mag auch den Algen geschuldet sein, die in der japanischen Küche einen hohen Stellenwert haben. Sie enthalten in hoher

Konzentration Lignane, die den körpereigenen Hormonen ähneln. Regelmäßig zu sich genommen, reduzieren sie die Auswirkungen von Symptomen der Perimenopause wie Hitzewallungen. Aber auch gegen Schlafstörungen sind die Phytonährstoffe wirksam. Unterstützt werden sie dabei von Magnesium, das einen beruhigenden Effekt hat, und von Calcium, das in Kombination mit Magnesium Krämpfen vorbeugt, die viele Frauen während der Wechseljahre nicht zur Ruhe kommen lassen.

MISO-SUPPE

4 EL Dulse, gehackt
2 EL Wakame
2,5-cm-Stück Ingwer, gehackt
125 g Tofu, in Würfeln
3 EL Miso

In einem Topf 1,2 l Wasser mit der Dulse, den Wakame, dem Ingwer und dem Tofu aufkochen und 5 Minuten köcheln lassen. Das Miso einrühren, weitere 2 Minuten köcheln lassen und servieren.

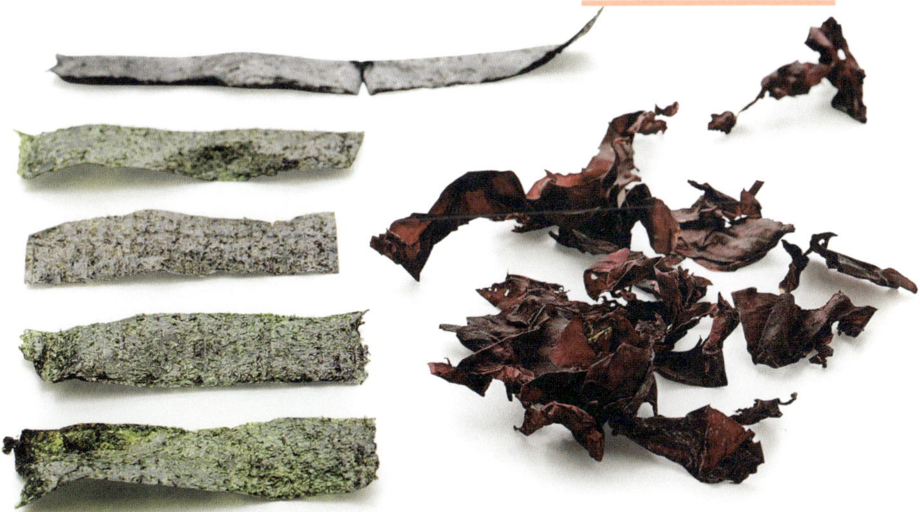

072

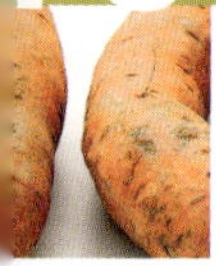

Süßkartoffel

NÄHRSTOFFE
Vitamine B6, C, Betacarotin; Eisen, Kalium, Kupfer; Ballaststoffe

Wer sich niedergeschlagen nach etwas Süßem sehnt, bringt sich mit diesem Rezept wieder in Schwung.

Kann etwas heilsam sein, das fast nur aus Kohlehydraten besteht? Wenn es sich um eine Süßkartoffel handelt: zweifelsohne. Die Knolle ist vollgepackt mit Nährstoffen, die den Trübsinn wegblasen. Reich an Eisen, kann sie Mangelerscheinungen ausgleichen – wichtig für Frauen während ihrer Periode. Sie ist reich an Vitamin B6, das nicht nur die Symptome von PMS lindert, Heißhunger und Depressionen Paroli bietet, sondern auch den Blutzuckerspiegel konstant hält und so Stimmungsschwankungen bekämpft.

GEFÜLLTE SÜSSKARTOFFELN

4 Süßkartoffeln
250 g Hüttenkäse
2 EL Schnittlauch, fein gehackt
2 TL Koriander, fein gehackt
2 TL Paprika
Salz und Pfeffer

Die Haut der Kartoffeln einritzen. Im Ofen bei 200 °C 1 Stunde backen. Von den Kartoffeln einen Deckel abschneiden, das Kartoffelfleisch herausschaben und dieses mit Hüttenkäse, Koriander und Paprika vermischen. Die Masse wieder in die Kartoffeln füllen. Mit Salz und Pfeffer abschmecken und servieren.

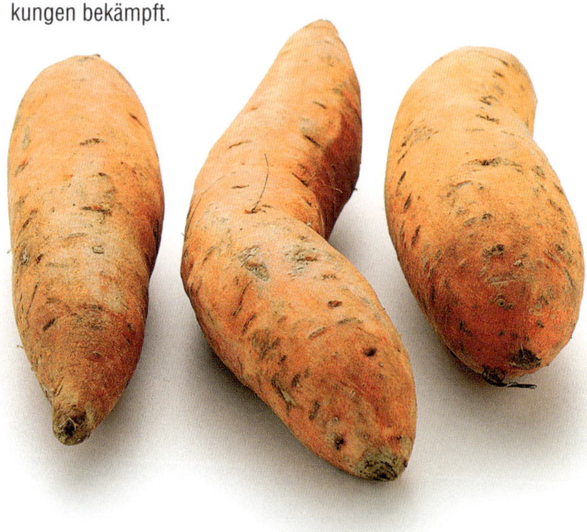

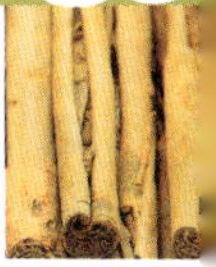

Zimt

Das belebende Gewürz stärkt die kognitiven Fähigkeiten und bekämpft Stimmungsschwankungen.

Wissenschaftler haben herausgefunden, dass Zimt enorme Auswirkungen auf den Gemütszustand hat. Der unverwechselbare Geruch geht direkt ins Gehirn und verursacht eine sofortige Konzentrationssteigerung. Was im täglichen Leben hilfreich ist, bremst im Alter den Verlust der kognitiven Fähigkeiten. Darüber hinaus bekämpft Zimt blutzuckerbedingte Stimmungsschwankungen. Und weniger als ein halber Teelöffel pro Tag stabilisiert den Blutzuckerspiegel bei Diabetes.

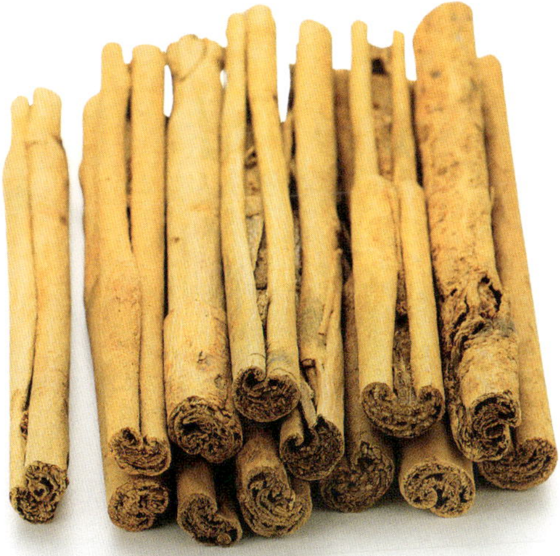

NÄHRSTOFFE
Calcium, Eisen, Mangan; Ballaststoffe

IN ZIMT GEDÜNSTETE FRÜCHTE

250 ml Weißwein
Schale und Saft von ½ Zitrone
2 EL Zimt
4 Birnen, geschält und gewürfelt
8 Aprikosen, entkernt und gewürfelt
4 EL Trockenfrüchte, gehackt

Wein, Zitronensaft und -schale mit dem Zimt in einem Topf zum Kochen bringen. Die Früchte hinzufügen und nochmals aufkochen. 2 Minuten bei niedriger Hitze köcheln, dann 10 Minuten abkühlen lassen. Mit Joghurt, Ricotta oder Eiscreme servieren.

074

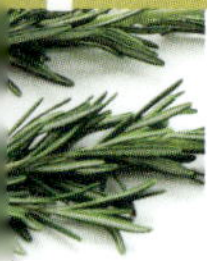

Rosmarin

NÄHRSTOFFE
Calcium, Eisen, Mangan; Bioflavonoide; Ballaststoffe

Rosmarin gilt als Symbol der Erinnerung, und tatsächlich unterstützt sein Duft die Gehirnfunktion.

Die Steigerung des Erinnerungsvermögens, die man dem Rosmarin nachsagt, basiert auf mehr als einem Mythos – es ist wissenschaftlich belegt. Seine ätherischen Öle wirken durchblutungssteigernd und fördern die Sauerstoffzufuhr ins Gehirn. Das begünstigt alle Arten von Hirnfunktionen; man konzentriert sich besser und wird aufmerksamer. Bei Gedächtnistests agierten Versuchspersonen fehlerfreier, wenn der Versuchsraum nach Rosmarin duftete. Gleichzeitig fühlten sie sich entspannter und sorgenfreier.

ROSMARINKARTOFFELN

450 g Kartoffeln, in Spalten
2 EL Erdnussöl
1 Knoblauchzehe, zerdrückt (nach Belieben)
schwarzer Pfeffer
1 EL frischer Rosmarin, gehackt

Die Kartoffelschnitze 10 Minuten kochen. Öl erhitzen und den Knoblauch mit den Kartoffeln garen, bis sie angebräunt sind. In der letzten Minute der Garzeit Pfeffer und Rosmarin hinzufügen und sofort servieren.

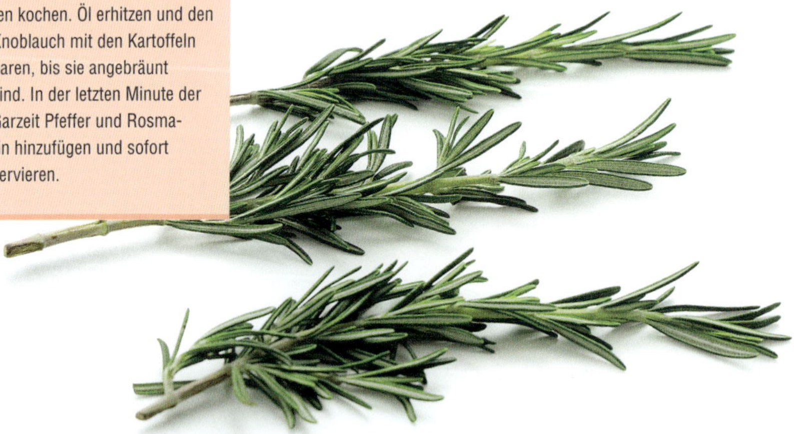

075

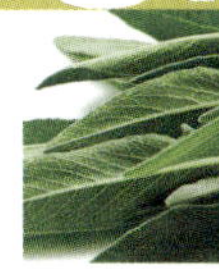

Salbei

Das Heilkraut ist ein gutes Mittel, um sich geistig rege, angenehm ruhig und ungestresst zu fühlen.

Salbei wirkt nachgewiesenermaßen auf mehrere Arten: Es steigert die Gedächtnisleistung, vor allem des Kurzzeitgedächtnis, und enthält Wirkstoffe, die Ablagerungen in der Hirnsubstanz entgegenwirken. Bei der Bekämpfung von Alzheimer spielen die ätherischen Öle des Salbeis eine durchaus massive Rolle. Auch bei typischen Symptomen in den Wechseljahren ist Salbei ein guter Helfer. Schon in der Antike wurde er gegen Schweißausbrüche und Schlaflosigkeit angewendet.

Eine Handvoll gezupfter Salbeiblätter machen jeden Salat noch nahrhafter.

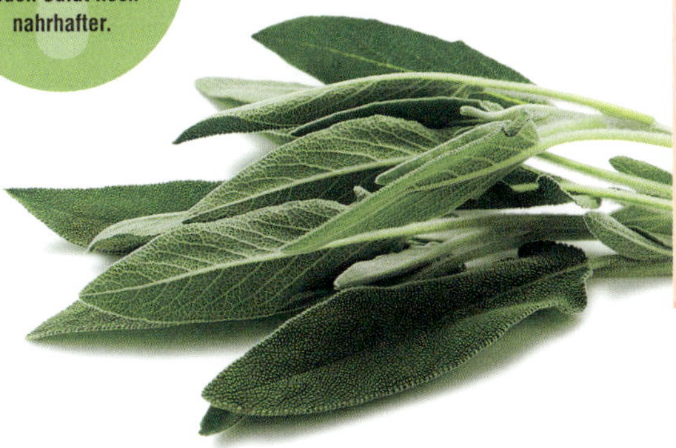

NÄHRSTOFFE
Calcium, Eisen; Polyphenole

SALBEI-KÜRBIS-SUPPE

450 g Kürbisfleisch, entkernt und in Stücken
500 ml Gemüsefond
1 EL Öl
2 Zwiebeln, in Stücken
4 EL Salbeiblätter, gehackt
schwarzer Pfeffer

Das Kürbisfleisch 10 Minuten garen. Den Fond zugießen und pürieren. Das Öl in einer großen Pfanne erhitzen und die Zwiebeln 3 Minuten dünsten. In der letzten Minute die Hälfte der Salbeiblätter hinzufügen. Die Kürbissuppe hinzufügen und aufkochen.
10 Minuten köcheln lassen, den Pfeffer und die restlichen Salbeiblätter einrühren und servieren.

076

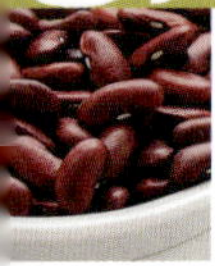

Kidneybohnen

Klein, aber oho – die Nährstoffe der nierenförmigen Bohne bringen Sie in Topform.

NÄHRSTOFFE
Vitamine B1, K, Folsäure; Eisen, Kalium, Kupfer, Magnesium, Mangan, Molybdän, Phosphor; Ballaststoffe; Protein

Die unscheinbare Bohne verbirgt eine imposante Reihe an wertvollen Inhaltsstoffen gegen Niedergeschlagenheit und Erschöpfungszustände. Vitamin B1 ist regelrechtes Futter fürs Gehirn, Magnesium bewirkt körperliche und mentale Entspannung. Die löslichen Ballaststoffe sorgen für einen ausgeglichenen Blutzuckerspiegel und versorgen den Körper mit Energie, während der Eisen-Anteil vor allem für Frauen während ihrer Periode wichtig ist. Als Sahnehäubchen sorgt der hohe Proteingehalt für ein Extra an Energie.

CHILIBOHNEN

1 EL Erdnussöl
2 Zwiebeln, gehackt
1 TL Chilipulver oder 1 Chili, gehackt
225 g mageres Rinderhackfleisch (nach Belieben)
450 g Kidneybohnen aus der Dose, abgetropft
450 g Tomaten aus der Dose

Das Öl erhitzen und die Zwiebeln darin glasig dünsten. Chili dazugeben und 1 Minute dünsten. Das Hackfleisch in die Pfanne geben und anbraten. Bohnen und Tomaten hinzufügen und unter Rühren erhitzen. 10 Minuten köcheln lassen. Mit Naturreis servieren.

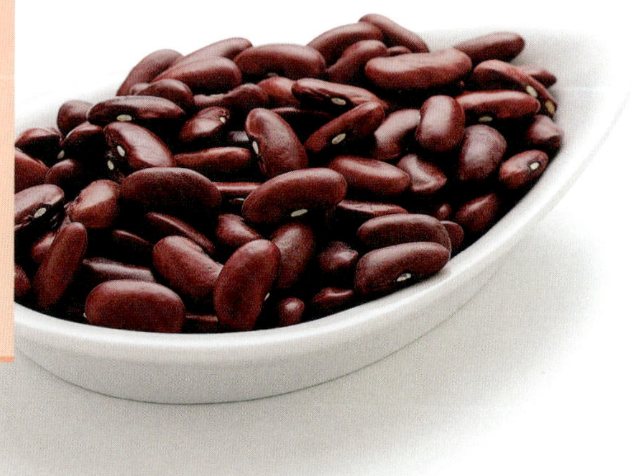

077

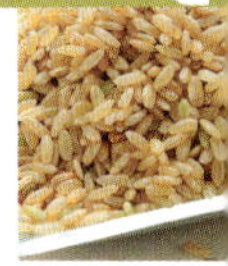

Naturreis

Der Weg durch die Wechseljahre ist mit Stress gepflastert. Naturreis hilft dagegen.

Auf dem Weg zum weißen Korn verliert der Reis die meisten seiner wertvollen Nährstoffe. In Naturreis hingegen sind sie alle noch zu finden, darunter Selen, das eine wichtige Rolle bei der Bekämpfung von Depressionen spielt. Auch Magnesium wirkt gegen Niedergeschlagenheit und die Auswirkungen von Stress. Naturreis erfordert eine längere Zeit zum Verdauen. Schwankungen des Blutzuckerspiegels werden so ausgeglichen; außerdem fühlt man sich länger gesättigt. Vollgepackt mit Phytonährstoffen lindert Naturreis auch Symptome, die durch die Perimenopause entstehen.

NÄHRSTOFFE

Magnesium, Mangan, Selen; Ballaststoffe; Tryptophan

REISPUDDING

300 g Naturreis
4 EL Rosinen
250 ml Milch
2 EL flüssiger Honig
2 TL Zimt

Den Backofen auf 160 °C vorheizen. Den Reis in 15 Minuten gar kochen. Reis und Rosinen in eine Auflaufform geben. In einem Topf langsam Milch und Honig erhitzen. Über den Reis geben und mit Zimt bestreuen. 30 Minuten backen und servieren.

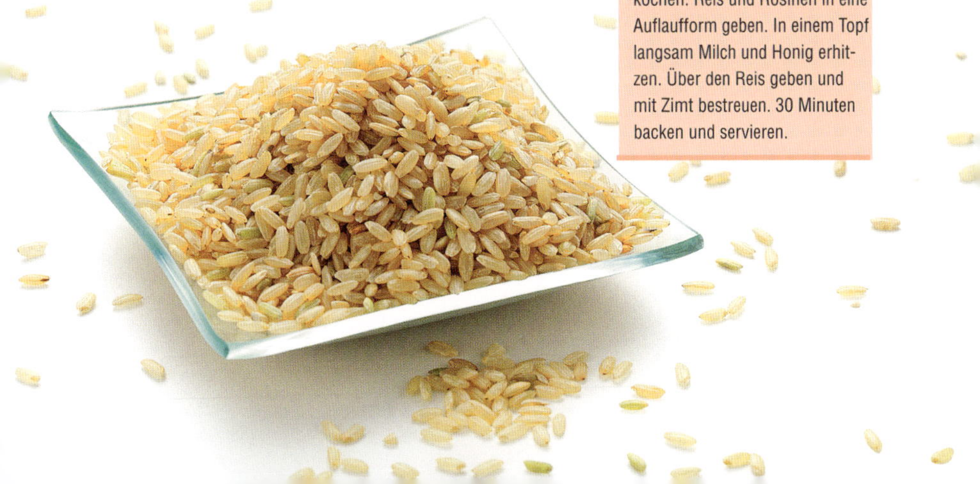

078

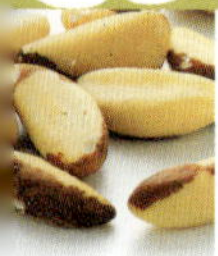

Paranüsse

NÄHRSTOFFE
Vitamin B1; Kupfer, Magnesium, Mangan, Phosphor, Selen; Ballaststoffe; Protein

Niedergeschlagen? Versuchen Sie es mal mit Paranüssen, die reich an Selen und Magnesium sind.

Nüsse können tatsächlich vor Depressionen schützen. Eines der wirksamsten Mineralien gegen mentale Tiefs ist Selen. Schon eine Handvoll Paranüsse reichen aus, um den Tagesbedarf an diesem Mineral zu decken. Menschen mit einem Mangel an Selen leiden oft unter Depressionen und Erschöpfungszuständen – und fühlen sich besser, wenn sie selenreiche Kost zu sich nehmen. In den ausgelaugten Böden der industrialisierten Länder ist das Mineral kaum noch zu finden. Paranüsse enthalten aber noch ein weiteres stimmungsaufhellendes Mineral: Magnesium, das gegen Stress und Aufregung wirkt.

KARTOFFELSALAT

225 g festkochende Kartoffeln, in Hälften
220 g Spinatblätter
4 kleine rote Paprika, entkernt und in Stücken
115 g Paranüsse, gehackt
1 EL Sonnenblumenkerne
beliebiges Dressing

Die Kartoffeln 15 Minuten kochen. Abschütten und zusammen mit dem Spinat und der Paprika in eine Servierschüssel geben. Nüsse und Sonnenblumenkerne vermischen, mit dem Dressing verrühren, über den Salat geben und servieren.

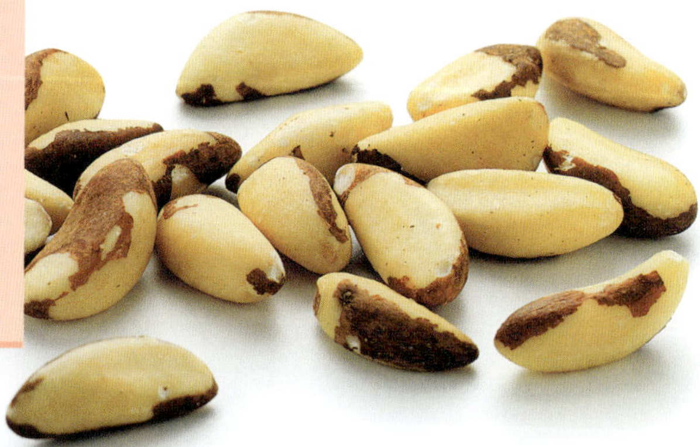

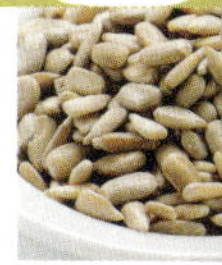

Sonnenblumenkerne

Sonnenblumenkerne wirken gegen Ermüdung und Anspannung und erhöhen die Gehirnleistung.

Fatalerweise kümmert man sich ausgerechnet dann, wenn man es am nötigsten hätte, am wenigsten um gesunde Nahrung. Wer permanent im Stress ist, hat wenig Zeit, um in Ruhe zu essen. Sonnenblumenkerne kommen dem entgegen, dabei sind sie äußerst nahrhaft. Ihr Vitamin-E-Anteil reduziert das Risiko von Alzheimer und verhindert Schweißausbrüche. Zusammen mit Magnesium mindern sie Schlafstörungen. B-Vitamine fördern das mentale Wohlbefinden. Vor allem Vitamin B1 hält unser Gehirn in Schwung, auch wenn wir unter Stress stehen.

NÄHRSTOFFE

Vitamine B1, B5, E, Folsäure; Kupfer, Magnesium, Mangan, Phosphor, Selen

Sonnenblumenkerne gehören zu den reichhaltigsten Quellen an Phytosterolen, die den Cholesterinspiegel senken.

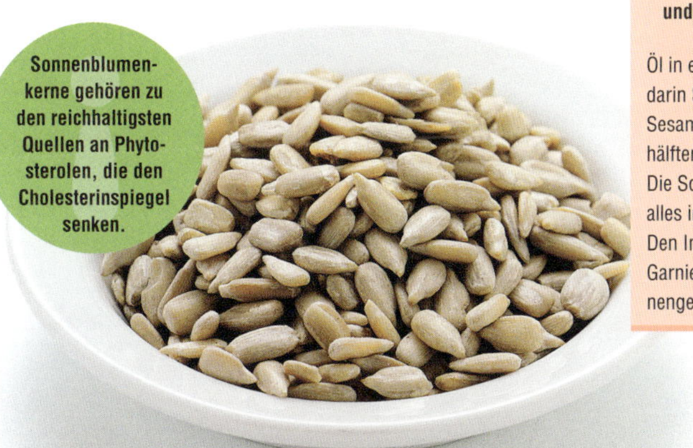

KERNIGE GARNIERUNG

1 EL Erdnussöl
4 EL Sonnenblumenkerne
1 EL Sesamsamen
2 EL Walnusshälften
1 EL Sojasauce
2-cm-Stück Ingwer, geschält und fein gehackt

Öl in einem Wok erhitzen und darin Sonnenblumenkerne, Sesamsamen und Walnusshälften 30 Sekunden anrösten. Die Sojasauce dazugeben und alles in eine Schüssel füllen. Den Ingwer hinzufügen. Als Garnierung zu Reis oder Pfannengerührtem verwenden.

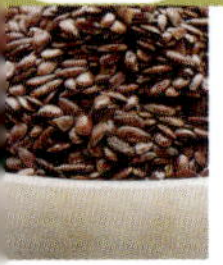

Leinsamen

NÄHRSTOFFE

Vitamin B6, Folsäure; Kupfer, Magnesium, Mangan, Phosphor; Ballaststoffe; Lignane; Omega-3-Fettsäuren

FRÜHSTÜCKSKNALLER

4 EL Leinsamen
2 Bananen, in Scheiben
½ kleine Zuckermelone, in Stücken
4 TL Kürbiskerne
2 TL Sesamsamen
8 EL fettarmer Joghurt
115 g Erdbeeren, gewaschen

Alle Zutaten außer den Erdbeeren in einer Servierschüssel vermischen. Die Erdbeeren darübergeben und servieren.

Ein wahres Wundermittel: Er verhindert Depressionen, wirkt konzentrationssteigernd, hebt das Energielevel und gleicht Hormonschwankungen aus.

Unabhängig vom Alter macht Leinsamen glücklicher und hilft beim Denken. Er enthält Nährstoffe, die für die Gehirnfunktionen obligatorisch sind, aber in der Ernährung der meisten Menschen fehlen. Für Frauen über 35 kann Leinsamen stressfördernde Symptome der Wechseljahre wie Hitzeschübe, Schlafstörungen oder Stimmungsschwankungen bekämpfen. Er hält die Hormone mit anderen chemischen Substanzen im Gleichgewicht, was Schwankungen – ausgelöst durch PMS oder Schilddrüsenfehlfunktionen – entgegenwirkt. Leinsamen ist reich an Lignanen, östrogenähnlichen Stoffen, die Hormonschübe ausgleichen. Darüber hinaus ist er eine reiche Quelle an Omega-3-Fettsäuren, die für die vorteilhafte Wirkung auf Geist und Körper bekannt sind. Er wirkt positiv auf die intrazellulären Transmittersysteme, die kognitive Einschränkungen wie Gedächtnislücken oder Aufmerksamkeitsdefizite mildern.

So profitiert der Körper am besten

Die mehrfach ungesättigte Omega-3-Fettsäure Linolensäure hat in Leinsamen einen Anteil von etwa 50 Prozent. Diese gehört für den Menschen zu den essenziellen Nahrungsmittelbestandteilen, die aber beim Stoffwechsel erst zu höheren ungesättigten Fettsäuren umgebaut werden muss, damit der Körper sie verwerten kann. Bei der Umsetzung helfen Nahrungsmittel, die reich an Vitamin B3, B6 und C sowie den Mineralstoffen Zink und Magnesium sind. Leinsamenöl enthält ebenfalls Omega-3-Fettsäuren; es fehlen ihm aber die Lignane und so verliert es beim Kochen viele Vorteile des Leinsamens.

1 EL Leinsamen deckt fast den gesamten Tagesbedarf an Omega-3-Fettsäuren.

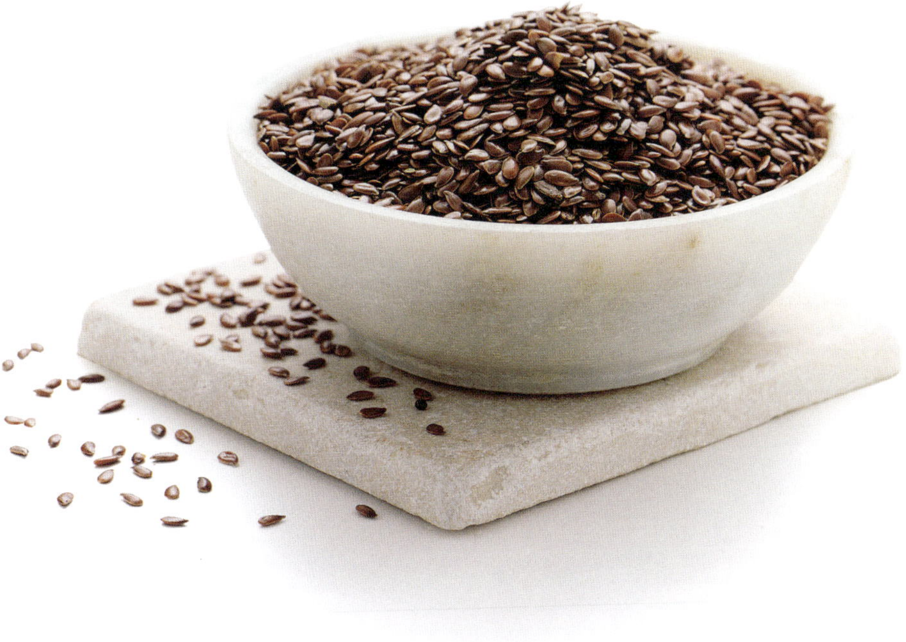

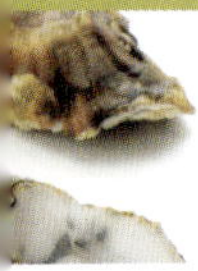

Austern

NÄHRSTOFFE
Vitamine A, B1, B2, B3, B6, B12, D, E; Calcium, Eisen, Jod, Kalium, Kupfer, Selen, Zink

Ein Dutzend frische Austern enthalten nur etwa 110 Kalorien.

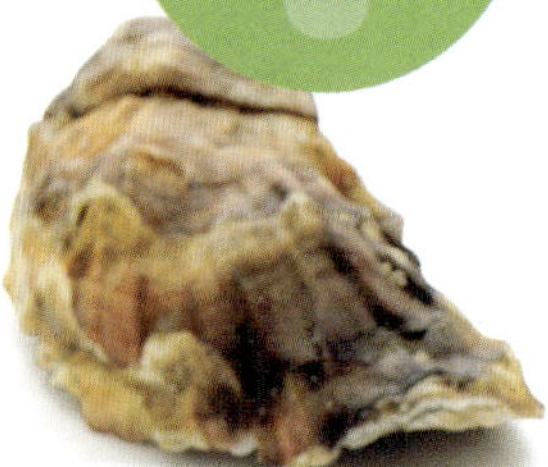

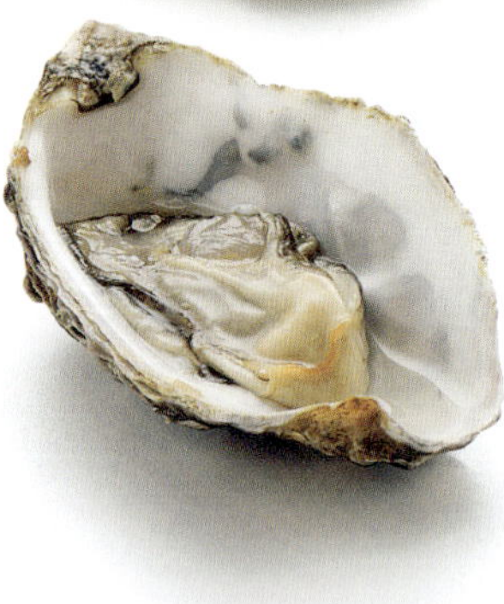

Bekannt als wirkungsvolles Aphrodisiakum, stecken Austern auch noch voller Omega-3-Fettsäuren.

Schon in der Antike wurde Austern eine aphrodisierende Wirkung zugeschrieben, und dieser Mythos hat sich bis heute gehalten. Eventuell basiert dieser Effekt auf dem hohen Anteil an Zink, das wir – wie andere Mineralstoffe auch – für intakte Körperfunktionen brauchen. Ein Mangel an Nährstoffen hat eben auch Folgen für die sexuellen Aktivitäten. Voller Nährstoffe kann die Auster da als Stärkungs- und stimulierendes Mittel gelten. Ihr geringer Fettgehalt, verbunden mit einem hohen Anteil an Omega-3-Fettsäuren, macht uns lebensfroher und fördert die Gehirnfunktionen. Austern sind außerdem reich an B-Vitaminen, essenziell für mentales Wohlbefinden.

GRÜNE AUSTERN

24 frische Austern
450 g frischer Spinat, gehackt
115 g Petersilie, fein gehackt
4 EL Weißwein

Den Backofen auf 220 °C vorheizen. Die Austern öffnen, den Muskel durchtrennen, die Schalenhälften abheben und diese in einer Auflaufform platzieren. Spinat, Petersilie und Weißwein vermischen und über die Austern geben. 6–7 Minuten im Ofen garen und servieren.

Milch

Milch wirkt beruhigend und stimulierend zugleich – und auch gegen prämenstruelle Symptome.

Nervös, vergesslich, niedergeschlagen – das sind nur drei Gemütszustände, die viele Frauen vor ihrer Periode erfasst. Ein Glas Milch schafft da seelische und geistige Ausgeglichenheit. Der hohe Anteil an Calcium und Vitamin D wirkt prämenstruellen Symptomen entgegen. Wie bei anderen tierischen Nahrungsmitteln sollten Sie zu Bio-Ware greifen, die bis zu 70 Prozent mehr Omega-3-Fettsäuren enthält, was sich direkt auf die Gehirnfunktionen auswirkt. Auch wer bei Müdigkeit munter bleiben muss, sollte zur Milch greifen, denn sie regt die Produktion von Dopamin und Noradrenalin, aktivitäts- und konzentrationssteigernden Neurotransmittern, an.

NÄHRSTOFFE
(fettarme Kuhmilch): Vitamine A, B2, B12, D, K; Calcium, Jod, Kalium, Phosphor; Protein

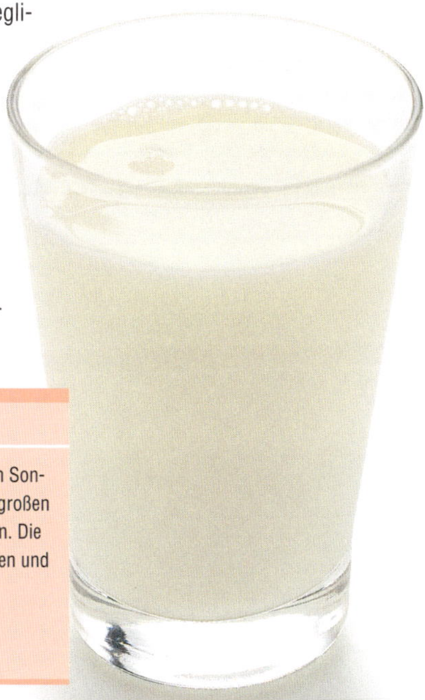

FRÜHSTÜCKSMÜSLI

350 g Frühstücks-Getreideflocken
4 EL Sonnenblumenkerne
2 Bananen, in Scheiben
250 ml Mager- oder Halbfettmilch

Die Getreideflocken mit den Sonnenblumenkernen in einer großen Servierschüssel vermischen. Die Bananenscheiben hinzufügen und mit der Milch übergießen.

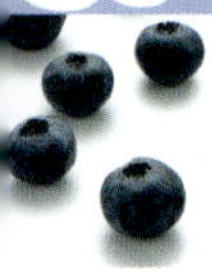

Heidelbeeren

NÄHRSTOFFE
Vitamine C, E; Mangan; Ballaststoffe

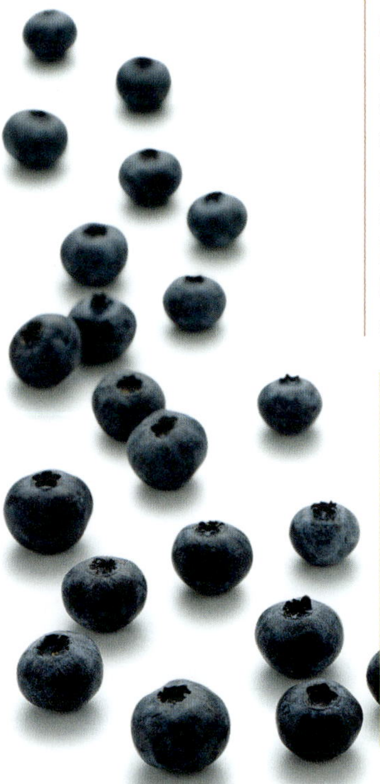

Die herb-sauren Früchte sind eine wirksame Waffe im Kampf gegen altersbedingte Krankheiten.

Unter den Nahrungsmitteln, die Zellschädigungen durch freie Radikale vorbeugen, rangieren Heidelbeeren ganz oben. Ihre Farbe stammt vom Anthocyan, einem Flavonoid, dem man eine zellerhaltende Wirkung nachsagt. Heidelbeeren enthalten entzündungshemmende Tannine und Resveratrol, ein Antioxidans, das Krebs- und Herzkrankheiten vorbeugt. Eine Heidelbeerdiät schützt vor Demenz und erhält Erinnerungs- und Lernvermögen. Heidelbeeren sind zudem hilfreich bei der Vorbeugung gegen Harnröhreninfektionen und bei neurodegenerativen Symptomen wie Gleichgewichtsstörungen und Koordinationsproblemen.

HEIDELBEER-BIRNEN-PUFFER

85 g Butter
85 g Mehl
40 g Haferflocken
4 EL brauner Zucker
2 große Birnen, geschält und gewürfelt
4 EL Heidelbeeren

Den Ofen auf 180 °C vorheizen. Butter, Mehl und Haferflocken in eine Schüssel geben und vermengen, bis die Mischung klumpig wird. Den braunen Zucker einrühren. Birnen und Heidelbeeren in eine gefettete Backform geben, die Krümel darüberstreuen und 40–45 Minuten backen, bis die Kruste goldbraun ist.

084

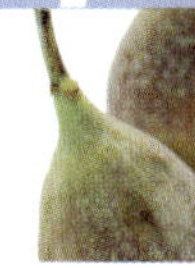

Feigen

Die delikate Frucht stärkt die Knochen und hilft einem trägen Verdauungsapparat auf die Sprünge.

Die essbaren Blätter des Feigenbaums enthalten Verbindungen, die die Blutfettwerte senken und Diabetes bekämpfen.

Gleich zwei Mineralien der Feige schützen unsere Knochen: Calcium und Kalium. Fast immer nimmt man – meist als Kochsalz – zu viel Natrium zu sich, nicht aber genügend Kalium. Während die Natriumzufuhr den Körper veranlasst, Calcium auszuscheiden, wirkt Kalium diesem Umstand entgegen. Darüber hinaus bekämpft Kalium die nachteiligen Effekte des Natriums auf den Blutdruck. Feigen haben eine abführende Wirkung bei Verstopfung – vor allem im Alter nicht selten. Ein Kompott aus getrockneten Feigen kann eine Konstipation wirkungsvoll beseitigen.

GEWÜRZFEIGEN

12 Trockenfeigen, über Nacht eingeweicht
2 EL Rosinen
125 ml Rotwein
½ TL Gewürznelken, gemahlen
2 TL Zimt
1 Msp. schwarzer Pfeffer

Die eingeweichten Trockenfeigen abschütten, dabei 2 EL der Flüssigkeit zurückbehalten. Zusammen mit allen Zutaten in einem Mixer pürieren und langsam 5 Minuten erhitzen. Mit Ricotta oder Joghurt garniert servieren.

NÄHRSTOFFE
Betacarotin; Calcium, Kalium, Mangan; Ballaststoffe

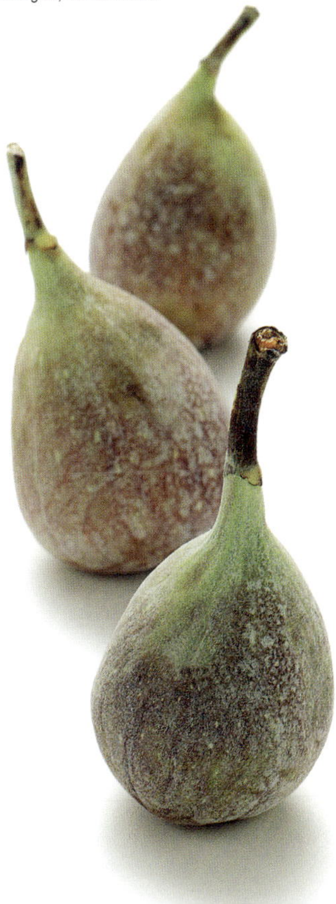

085

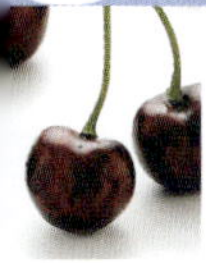

Kirschen

NÄHRSTOFFE
Vitamin-B-Komplex, C; Calcium, Kalium; Ellagsäure; Flavonoide; Ballaststoffe

Knochen und Gelenke profitieren von den süßen Früchte, die zudem noch jung halten.

Schmerzende Knochen und Gelenke sind Begleiterscheinungen des Alterungsprozesses. Kirschen mit ihrem hohen Anteil an Anthocyanen wirken dem durch ihre entzündungshemmenden Inhaltsstoffe entgegen. So bleibt man rege und aktiv, was der gesundheitlichen Gesamtverfassung mit starken Knochen und intakten Körperfunktionen zugutekommt. Die Pflanzenfarbstoffe der Kirschen haben übrigens den gleichen positiven Effekt wie der des Rotweins. Die Früchte versorgen den Körper mit dem Spurenelement Bor, das Einfluss auf den Knochenstoffwechsel hat und so dem altersbedingten Verfall entgegenwirkt.

KIRSCHSALAT

1 Römersalat-Kopf
450 g Kirschen, entsteint
2 Birnen oder Äpfel, in Stücken
115 g Hartkäse, gewürfelt
Salatdressing
55 g Walnusshälften

Die Salatblätter zerpflücken und mit den Früchten und dem Käse in einer Schüssel vermischen. Das Salatdressing darübergeben und mit den Walnusshälften garniert servieren.

HEISSE ODER KALTE KIRSCHSUPPE

450 g Kirschen, entsteint
1 TL Zimt
Schale und Saft ½ Zitrone
4 EL Rotwein
4 EL Honig

Kirschen, Zimt und Zitrone mit 125 ml Wasser vermischen. In einen Topf geben, Wein und Honig einrühren, langsam erhitzen und 5 Minuten sanft köcheln lassen. Heiß oder abgekühlt mit Joghurt garniert servieren.

Süße (und saure) Träume

Auch Schlaflosigkeit ist eine Begleiterscheinung des Alterns, und hier können Kirschen ebenfalls hilfreich sein. Sie enthalten Melatonin – Sauer- mehr als Süßkirschen –, ein Hormon, das auch bei durch einen Jetlag verursachte Schlafstörungen angewendet wird. Die in Kirschen enthaltenen Flavonoide senken aufgrund ihrer antioxidativen Eigenschaften das Risiko von Herz-Kreislauf- sowie Krebserkrankungen.

Kirschen gehören zu den Obstsorten mit der höchsten antioxidanten Wirkung.

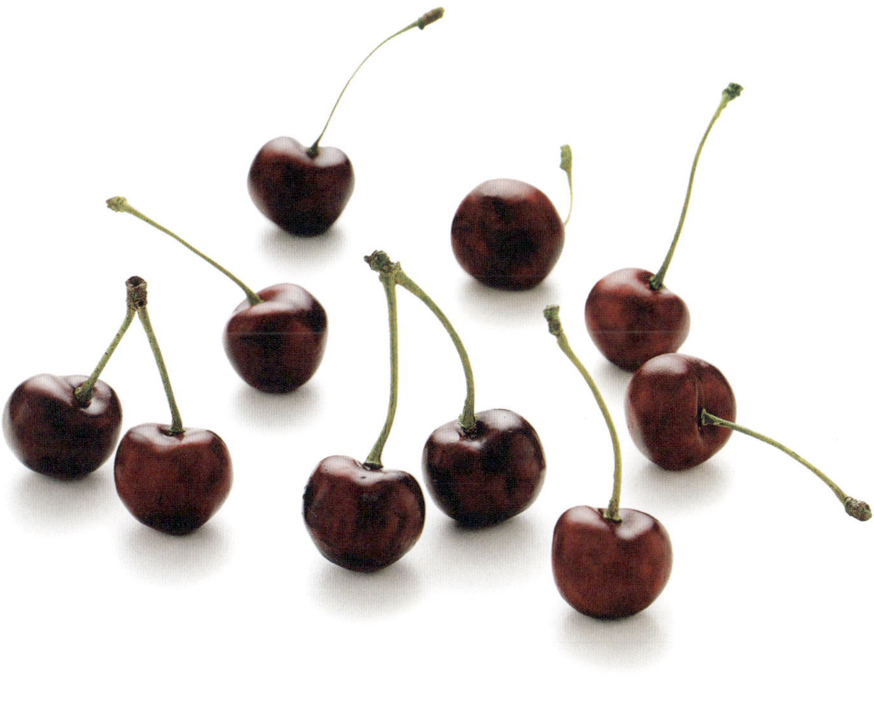

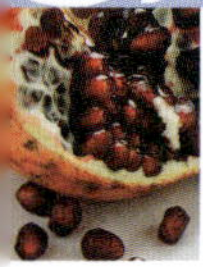

Granatapfel

NÄHRSTOFFE
Vitamin C, Betacarotin, Folsäure; Kalium; Ellagsäure; Ballaststoffe

Schon in der Antike ein Symbol für Vitalität, hält der Granatapfel dieses Versprechen tatsächlich.

Ein Glas Granatapfelsaft pro Tag hemmt die drei häufigsten Erkrankungen im Alter: Herzprobleme, Krebs und Arthrose. Bei an Prostatakrebs erkrankten Männern stellte man fest, dass die Wirkstoffe des Granatapfels das Wachstum von Tumoren verlangsamen. Wahrscheinlich ist, dass dies auch für andere Krebserkrankungen zutrifft. Die im Überfluss vorhandenen Polyphenole sind effektive Antioxidantien, die Herzkrankheiten und Arterienverkalkung vorbeugen. Granatäpfel lindern den Schmerz bei Arthrose, indem sie den Verschleiß von Knorpelgewebe in den Gelenken verlangsamen und Entzündungen vorbeugen.

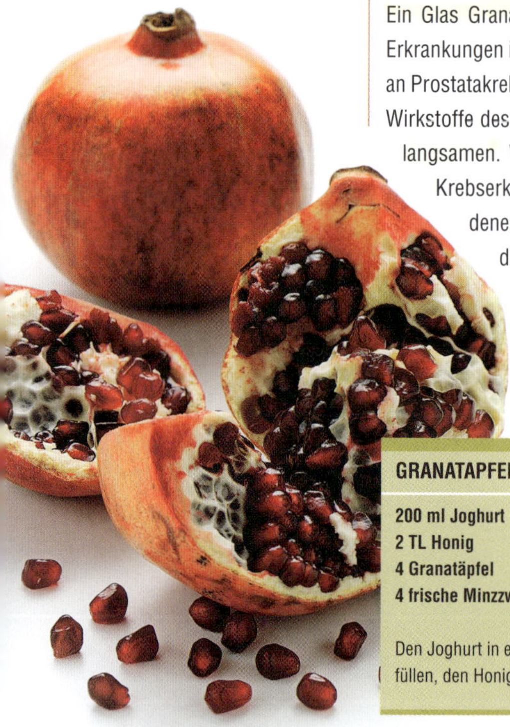

GRANATAPFEL-JOGHURT

200 ml Joghurt
2 TL Honig
4 Granatäpfel
4 frische Minzzweige

Den Joghurt in eine Schüssel füllen, den Honig zugeben und gut verrühren. Die Granatäpfel durchschneiden und mit einem Holzlöffel auf die Früchte schlagen, sodass die Kerne herausfallen. Die Kerne mit der Joghurt-Honig-Mischung verrühren und mit Minze garniert servieren.

087

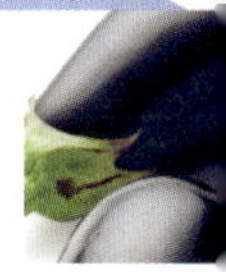

Aubergine

Die glänzend violett schimmernde Aubergine hat heilende und prophylaktische Eigenschaften.

Viele Menschen bräuchten mehr Eisen, andererseits ist ein Zuviel davon schädlich, denn es fördert die Produktion zellschädigender freier Radikale, Nebenprodukte von Stoffwechselprozessen. Die Aubergine hält diese in Grenzen. Einer ihrer Nährstoffe ist die cholesterinsenkende Chlorogensäure, ein Antioxidans mit antibakteriellen und antiviralen Eigenschaften. Ein weiterer Nährstoff ist unter dem Trivialnamen Nasunin bekannt, das den Körper dazu bringt, überschüssiges Eisen auszuscheiden. Auf diese Weise wird das Risiko von Krebs- und Herzerkrankungen sowie Arthritis gesenkt.

NÄHRSTOFFE
Vitamine B1, B3, B6, Folat; Kalium, Kupfer, Magnesium, Mangan

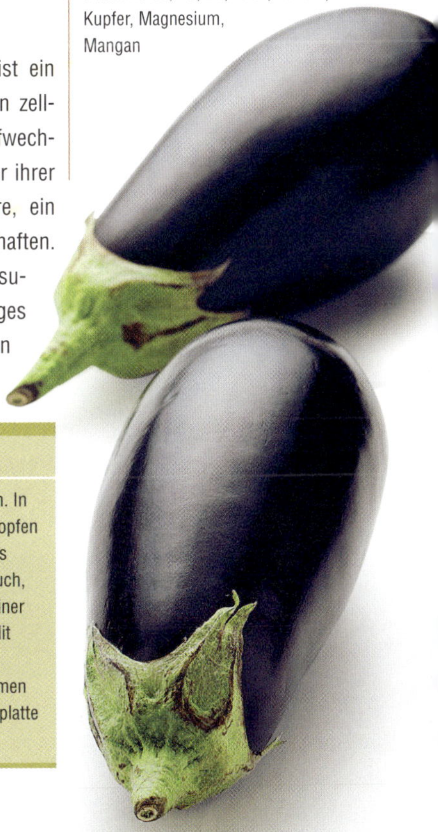

BABA GANOUSH

2 große Auberginen
6 Knoblauchzehen, zerdrückt
4 EL Tahini (Sesampaste)
4 EL Zitronensaft
1 EL Olivenöl
1 Bund Petersilie

Den Backofen auf 190 °C vorheizen. Die Auberginen 30 Minuten backen, halbieren und das Fruchtfleisch herausschaben. In einem Sieb 10 Minuten abtropfen lassen. In einer Schüssel das Auberginenmus mit Knoblauch, Tahini und Zitronensaft zu einer sämigen Paste verrühren. Mit Olivenöl beträufeln und mit Petersilie garnieren. Zusammen mit Brot oder einer Rohkostplatte servieren.

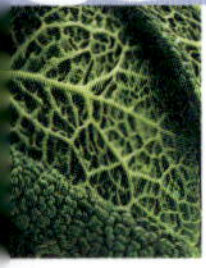

Kohl

NÄHRSTOFFE

Vitamine A, B1, B2, B6, C, K, Folat; Calcium, Kalium, Magnesium, Mangan; Ballaststoffe; Omega-3-Fettsäuren; Protein

In einem Kohlkopf steckt ein ganzes Arsenal von Waffen gegen Krebs und Alzheimer.

Die krebsvorbeugenden Nährstoffe der Kreuzblütengewächse unterstützen die Leber beim Ausscheiden von Giftstoffen, hemmen die Ausbreitung von Zellwucherungen und verlangsamen das Wachstum von Mammakarzinomen. Von allen Kohlsorten ist Rotkohl am reichsten mit Vitamin C sowie krebs- und alzheimervorbeugenden Nährstoffen ausgestattet. Seine Anthocyane bekämpfen die Folgen einer Amyloidose, die Funktionsstörungen im Gehirn auslösen kann. Um die Nährstoffe zur Entfaltung zu bringen, sollte Kohl nach dem Zerteilen einige Minuten ruhen, bevor er weiterverarbeitet wird.

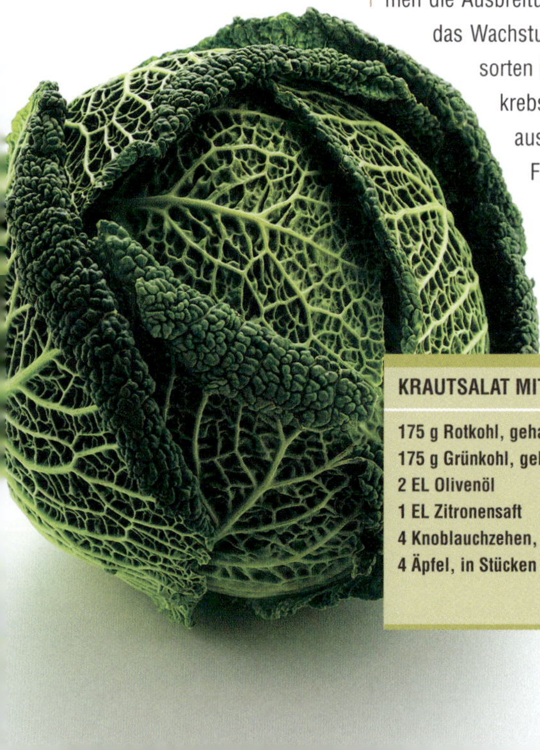

KRAUTSALAT MIT ÄPFELN

175 g Rotkohl, gehackt
175 g Grünkohl, gehackt
2 EL Olivenöl
1 EL Zitronensaft
4 Knoblauchzehen, zerdrückt
4 Äpfel, in Stücken

Kohl, Olivenöl, Zitronensaft und Knoblauch in einer Servierschüssel vermischen. Mindestens 2 Stunden im Kühlschrank kalt stellen. Kurz vor dem Servieren die Apfelstückchen hinzufügen.

Porree

Porree vereint die Vorteile aller Lauchgewächse, hat aber einen milden Geschmack.

Da Porree botanisch zur gleichen Familie wie Zwiebeln und Knoblauch gehört, sind ihm die gleichen Vorzüge zu eigen. Regelmäßig zu sich genommen, wirkt er blutdrucksenkend. Porree fördert den Aufbau des „guten“ HDL-Cholesterins, das an den Gefäßinnenwänden abgelagertes „schlechtes“ LDL-Cholesterin abtransportiert. So bleiben die Arterien frei und elastisch, was Schlaganfällen und Herzleiden entgegenwirkt. Seine Wirkstoffe sind günstig bei Prostata- und Darmkrebs, indem die Bildung von Tumoren gehemmt oder verlangsamt wird. Zwar hat Porree weniger Nährstoffe als Zwiebeln oder Knoblauch, ist aber wegen des milderen Aromas angenehmer im Geschmack.

NÄHRSTOFFE

Vitamine B6, C, Folsäure; Eisen, Mangan; Ballaststoffe

Gedünsteter Porree ist hervorragend geeignet, um Omega-3-Fettsäuren in Fisch freizusetzen.

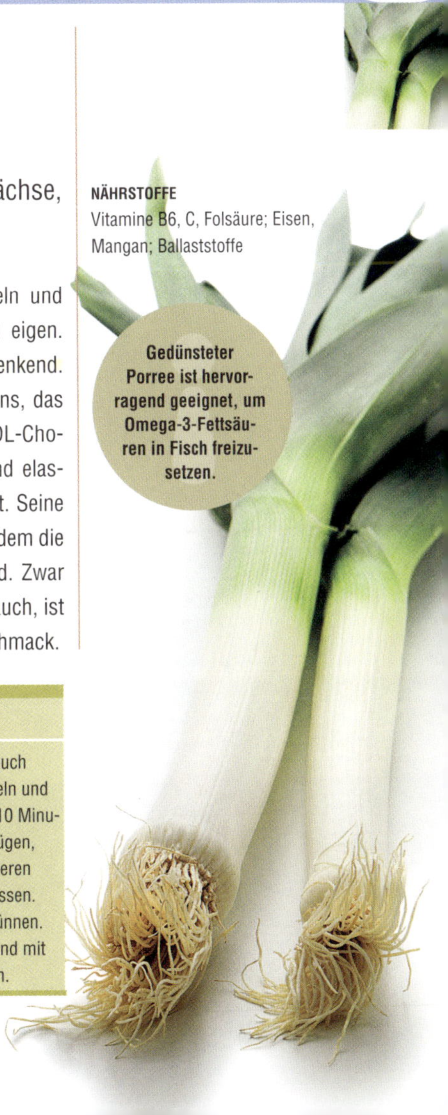

SUPPE VON PORREE UND KARTOFFELN

3 EL Olivenöl
2 Knoblauchzehen, zerdrückt
2 Kartoffeln, gerieben
450 g Porree, in Ringen
1 l Gemüsefond
Pfeffer zum Abschmecken
2 EL Petersilie, fein gehackt

Öl erhitzen und den Knoblauch 1 Minute anbraten. Kartoffeln und Porree hinzufügen und 5–10 Minuten dünsten. Den Fond zufügen, aufkochen, die Hitze reduzieren und 30 Minuten köcheln lassen. Eventuell mit Wasser verdünnen. Mit Pfeffer abschmecken und mit Petersilie garniert servieren.

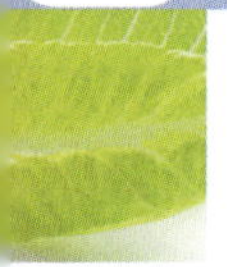

Grüner Salat

NÄHRSTOFFE
Vitamine B1, B2, C, K, Betacarotin, Folsäure; Chrom, Eisen, Kalium, Mangan, Molybdän, Phosphor; Ballaststoffe

ERBSEN UND SALAT

55 g Butter
350 g Erbsen
8 große Blätter Römersalat, zerpflückt
4 EL Gemüsefond oder Wasser
1 TL Pfeffer

Die Butter bei niedriger Temperatur erwärmen, Erbsen und Salat hinzufügen. Mit Gemüsefond oder Wasser aufkochen und weitere 5 Minuten köcheln lassen. Mit Pfeffer abschmecken und servieren.

Ein Salatblatt täglich reduziert das Risiko einer Hüftknochenfraktur um die Hälfte.

Von allen Blattsalaten gehören die dunkelgrünen Blätter des Römersalats zu den nährstoffreichsten.

Salat ist eines der besten Mittel gegen eine im Alter häufig auftretende Hüftknochenfraktur. Eine Studie hat ergeben, dass ältere Frauen, die jeden Tag ein Blatt Salat zu sich nahmen, nur halb so oft Hüftbrüche erlitten wie Testpersonen, die weniger als einmal in der Woche Salat aßen – der hohe Anteil an Vitamin K ist dafür verantwortlich. Diese prophylaktische Wirkung trifft auf alle Salate zu, aber es gilt: je dunkler die Farbe, desto nährstoffreicher.

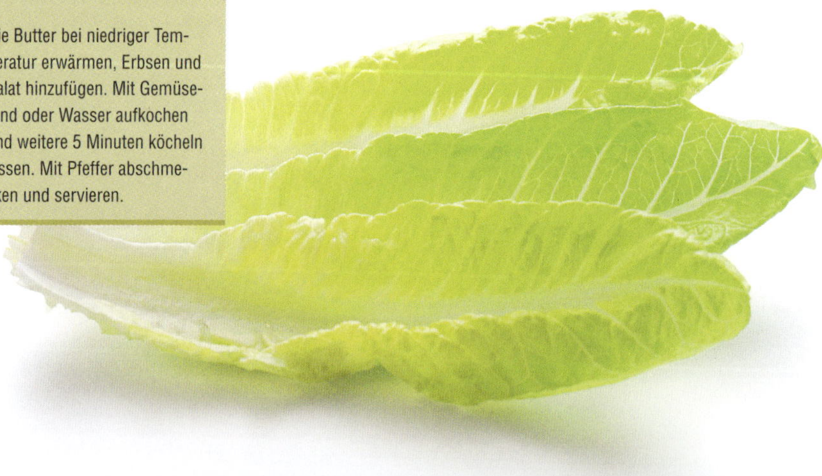

109

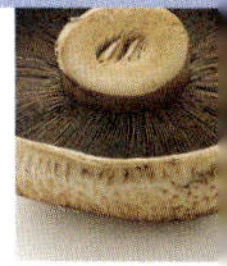

Pilze

Heute weiß man, dass alle essbaren Pilze gegen Krebs und altersbedingte Krankheiten vorbeugen.

Pilze gehören zu den Nahrungsmitteln mit dem höchsten Anteil an L-Ergothionin, einer zellschützenden Substanz. Weiterhin hemmt ihr hoher Vitamin-B3-Anteil den Ausbruch von Demenzerkrankungen, und ihr Kalium wirkt blutdruckregulierend. Neuere Forschungen beschäftigen sich mit den krebsvorbeugenden Eigenschaften, besonders im Bereich des Brustkrebs. Aufgrund ihres Mineralstoffreichtums lindern Pilze die Folgen von Arthrosen und verlangsamen altersbedingten Muskelschwund, indem sie Proteine bereitstellen, die vom Körper besonders leicht verwertet werden können. Außerdem sind sie – vor allem Shiitake-Pilze – reich an Eisen.

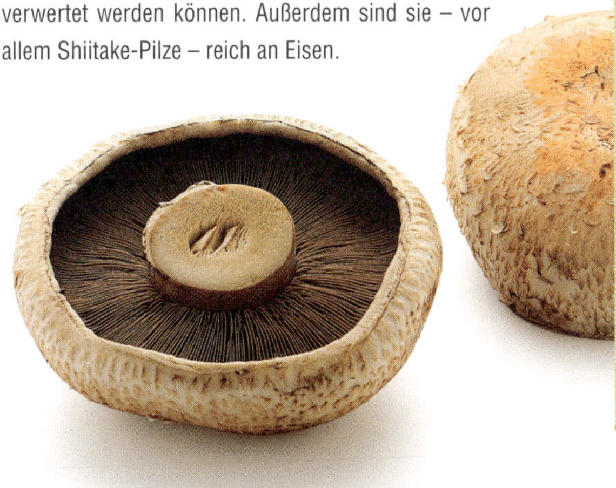

NÄHRSTOFFE

Vitamin-B-Komplex, Biotin, Folsäure; Kalium, Kupfer, Mangan, Phosphor, Selen, Zink; Protein; Tryptophan

SCHWARZWEISSE PILZE

½ EL Olivenöl
8 Riesenchampignons
4 Scheiben Vollkornbrot
55 g Halloumi-Käse
1 EL Sojasauce

Die Pilze mit dem Öl bepinseln und kopfüber auf ein Backblech legen. 3 Minuten grillen, wenden und weitere 3 Minuten von der anderen Seite grillen. In der Zwischenzeit das Brot toasten. 4 der Pilze mit dem Käse bedecken und 2 Minuten überbacken, die restlichen Champignons mit Sojasauce beträufeln. Auf dem getoasteten Brot servieren.

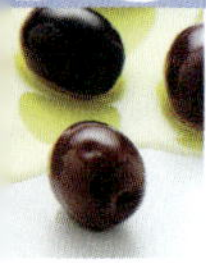

Oliven

Oliven halten die Haut jung, wirken gegen Gelenkrheuma und schützen die Körperzellen.

NÄHRSTOFFE
Vitamin E; Calcium, Eisen, Kupfer; Polyphenole; Ballaststoffe

Besonders kaltgepresstes Olivenöl *(extra vergine)* ist eine hervorragende Quelle an einfach ungesättigten Fettsäuren. Zusammen mit Vitamin E und Polyphenolen reduzieren diese Inhaltsstoffe das Risiko von Darmkrebs, der besonders im Alter häufig auftritt. Ihre zellschützende Funktion bewahrt außerdem vor Herzleiden, Arterienverkalkung und hält die Haut gesund und straff. Der schmerzlindernde Einfluss auf das Gewebe mildert arthritische Leiden und ihr hoher Vitamin-E-Anteil verhindert Hitzewallungen.

TAPENADE

200 g Oliven, entsteint und gehackt
55 g Kapern, abgetropft und gehackt
55 g Sardellen (nach Belieben), gehackt
Saft von 1 Zitrone
1 TL schwarzer Pfeffer
2 TL Olivenöl

Alle Zutaten in einer Schüssel vermischen und gut verrühren oder im Mixer zu einer glatten Paste verarbeiten. Auf frischem Brot oder als Dip für Rohkost servieren.

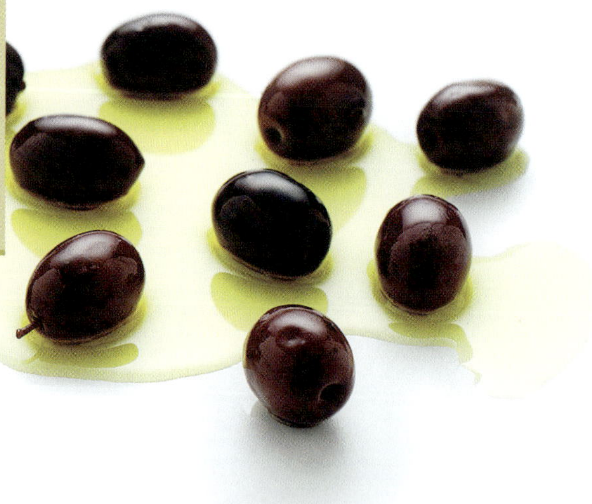

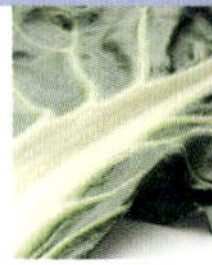

Mangold

Mit außergewöhnlich vielen Vitaminen und Spurenelementen ist Mangold ein echtes „Supergemüse“.

Mangold gehört mit seinen dunkelgrünen Blättern zu den Gemüsesorten, die vor allem bei Krankheiten im mittleren und hohen Alter hilfreich sind. Die Pflanze enthält außerordentlich viele Vitamine und Mineralstoffe, von denen Magnesium und Vitamin K dem Knochenbau dienen und Kalium Herzproblemen vorbeugt. Betacarotin entfaltet gemeinsam mit Vitamin C und E seine immunsystemstärkenden und krebshemmenden Eigenschaften und hält nicht nur die Haut straff, sondern bietet auch Schutz vor der Alzheimer-Krankheit.

NÄHRSTOFFE

Vitamine A, B-Komplex, C, E, K; Calcium, Eisen, Kalium, Kupfer, Magnesium, Mangan, Phosphor, Zink; Ballaststoffe; Protein

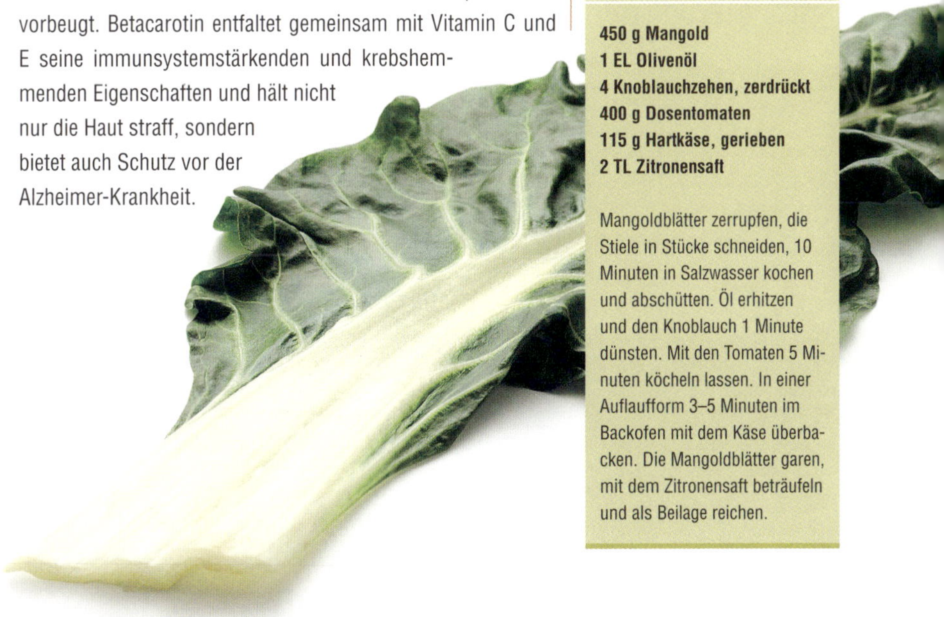

GRATINIERTER MANGOLD

450 g Mangold
1 EL Olivenöl
4 Knoblauchzehen, zerdrückt
400 g Dosentomaten
115 g Hartkäse, gerieben
2 TL Zitronensaft

Mangoldblätter zerrupfen, die Stiele in Stücke schneiden, 10 Minuten in Salzwasser kochen und abschütten. Öl erhitzen und den Knoblauch 1 Minute dünsten. Mit den Tomaten 5 Minuten köcheln lassen. In einer Auflaufform 3–5 Minuten im Backofen mit dem Käse überbacken. Die Mangoldblätter garen, mit dem Zitronensaft beträufeln und als Beilage reichen.

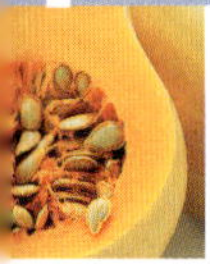

Kürbis

NÄHRSTOFFE

Vitamine B1, B3, B5, B6, C, Betacarotin, Folsäure; Kalium, Kupfer, Mangan; Ballaststoffe; Omega-3-Fettsäuren

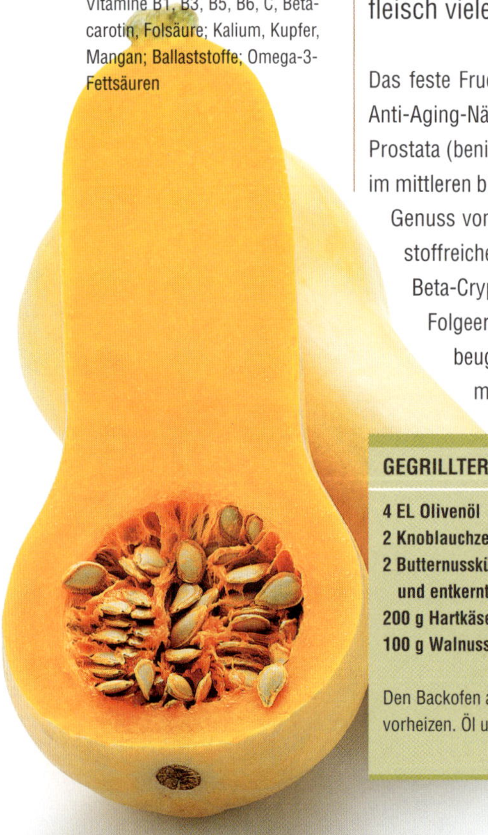

Für die Körperzellen hat das orangefarbene Fruchtfleisch vielerlei Vorteile.

Das feste Fruchtfleisch von Kürbissen enthält hohe Dosen an Anti-Aging-Nährstoffen. Bei einer gutartigen Vergrößerung der Prostata (benigne Prostatahyperplasie), die häufig bei Männern im mittleren bis höheren Alter vorkommt, kann der regelmäßige Genuss von Kürbis das Wachstum verlangsamen. Die nährstoffreichen Kürbisgewächse enthalten auch das Carotinoid Beta-Cryptoxanthin, ein Antioxidans, das zellschädigenden Folgeerkrankungen wie Krebs und Arteriosklerose vorbeugt. Die entzündungshemmenden Eigenschaften mildern die Folgen altersbedingter Leiden.

GEGRILLTER KÜRBIS MIT KÄSE UND WALNÜSSEN

4 EL Olivenöl
2 Knoblauchzehen, zerdrückt
2 Butternusskürbisse, halbiert und entkernt
200 g Hartkäse, gerieben
100 g Walnusshälften

Den Backofen auf 190 °C vorheizen. Öl und Knoblauch in die Aushöhlungen des Kürbisses streichen. 1 Stunde grillen. Das Fruchtfleisch herausschaben, mit dem Käse und den Walnüssen vermischen. Die Mischung wieder in die Kürbishälften füllen, einige Minuten im Ofen überbacken, bis der Käse schmilzt. Sofort servieren.

095

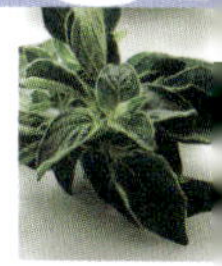

Oregano

Krebs und Herzleiden lassen sich mit diesem nährstoffreichen Küchenkraut effektiv vereiteln.

Kräuter und Früchte gehören zu den besten Antioxidantien-Lieferanten und können so stoffwechselbedingte Zellschädigungen verhindern. Oregano toppt sogar die vermeintliche Nummer eins auf diesem Gebiet, die Heidelbeere, um das Vierfache. Altersbedingten Krankheiten, vor allem Herzleiden und Krebs, kann man mit Oregano uneingeschränkt vorbeugen. Auch seine antibakteriellen Eigenschaften sind bei Lebensmittelvergiftungen oder Nahrungsunverträglichkeiten, die bei alten Menschen gefährlicher sind, hilfreich. Frisch gepflückte Blätter haben die meisten Nährstoffe.

NÄHRSTOFFE
Vitamine C, K, Betacarotin; Calcium, Eisen, Magnesium, Mangan; Omega-3-Fettsäuren

1 Esslöffel Oregano enthält ebenso viel Oxidantien wie ein ganzer Apfel.

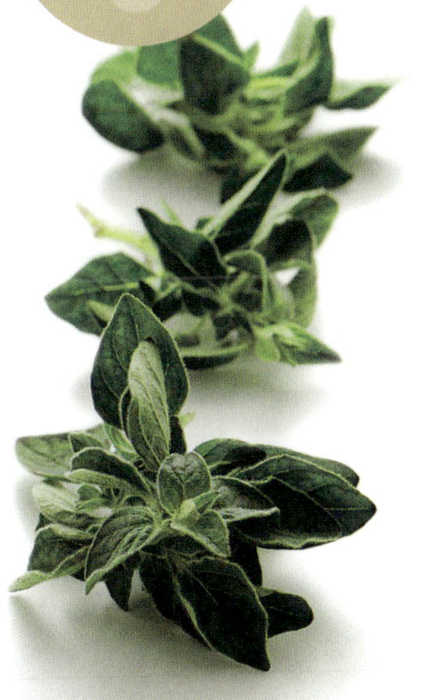

RÜHREI MIT SPINAT UND OREGANO

1 EL Olivenöl
2 Knoblauchzehen, zerdrückt
200 g Spinat
8 Eier, geschlagen
200 g Feta-Käse (nach Belieben)
4 EL Oreganoblätter, gehackt

Das Öl bei niedriger Temperatur erhitzen und den Knoblauch 30 Sekunden dünsten. Spinat zufügen und 2 weitere Minuten garen. Die Eier mit 3 EL Wasser vermischen und über den Spinat geben, dabei ständig rühren. Falls gewünscht, in der letzten Minute der Garzeit den Feta hinzufügen. Den Oregano dazugeben und sofort servieren.

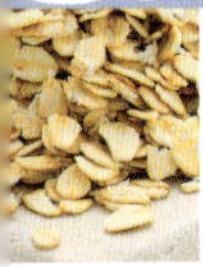

NÄHRSTOFFE
Vitamin B1; Magnesium, Mangan, Phosphor, Selen; Ballaststoffe; Protein

Hafer

Eine Schüssel Haferbrei kann Ihr Frühstück zum gesündesten Essen des Tages machen.

Bemerkenswert, dass ein einfaches Nahrungsmittel wie Hafer Herzleiden, Diabetes und Schlaganfall bekämpfen kann. Regelmäßig zu sich genommen, nützen im Alter alle Getreidearten der Gesundheit, aber Hafer hat ganz spezielle Qualitäten. Er enthält Beta-Glucane, Ballaststoffe, die sowohl den Blutzucker- als auch den Cholesterinspiegel senken, was vorbeugend gegen Schlaganfall und verstopfte Arterien wirkt. Andere Mineralstoffe im Hafer schützen Herz und Lunge, wirken krebsvorbeugend und haben eine für das Immunsystem stimulierende Wirkung.

HAFERKÜCHLEIN

100 g Hafermehl
1 Msp. Backpulver
1 Msp. Salz
1 EL Olivenöl

Den Backofen auf 180 °C vorheizen. Mehl, Backpulver und Salz in einer Schüssel vermischen. Öl und 2 EL heißes Wasser zufügen und alles zu einem Teig verkneten. Auf einer bemehlten Arbeitsfläche ausrollen. 8 runde Küchlein formen und auf einem eingefetteten Backbleck 8–10 Minuten goldbraun backen.

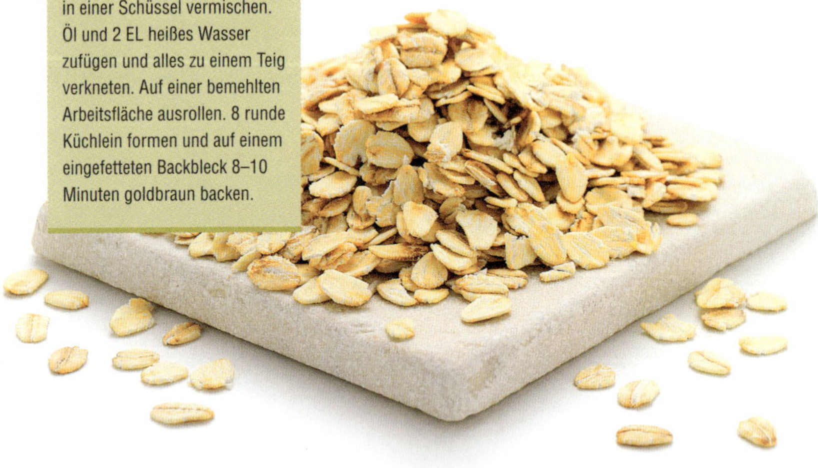

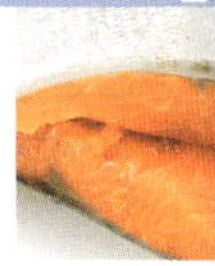

Lachs

Fettreicher Fisch bekämpft Gelenkentzündungen und ist gut für Sehkraft und Arterien.

Lachs ist eine exzellente Quelle an Omega-3-Fettsäuren, die aufgrund ihrer hirn- und zellschützenden Funktionen altersbedingten Krankheiten wie Krebs, Augenleiden, Schlaganfällen, Vergesslichkeit und Demenz entgegenwirken. Ihre cholesterin- und blutfettsenkenden Eigenschaften beugen Herzleiden, bedingt durch Herzrhythmusstörungen, zu hohem Blutdruck oder Verklumpung der Blutplättchen vor. Die entzündungshemmenden Wirkstoffe haben einen mildernden Einfluss auf die Folgeerscheinungen von Arthrose.

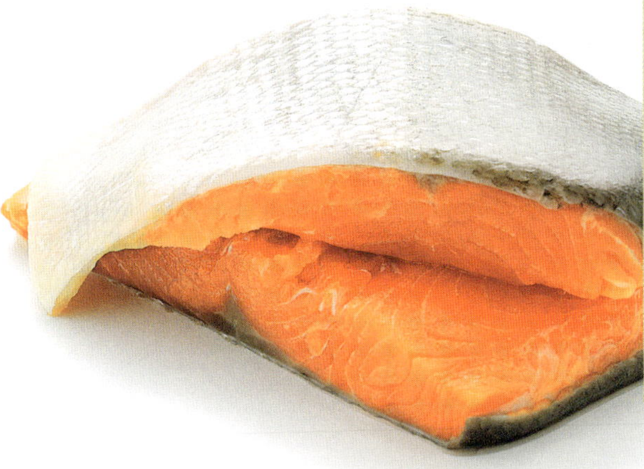

NÄHRSTOFFE
Vitamine B3, B6, B12; Magnesium, Phosphor, Selen; Protein; Tryptophan

LACHS IN TRAUBENSAUCE

2 TL Senf
2 TL Thymian, getrocknet
2 TL Honig
4 Lachsfilets
1 EL Olivenöl
225 g rote Trauben, halbiert
125 ml Rotwein

Den Backofen auf 150 °C vorheizen. Senf, Thymian und Honig vermischen und die Filets damit einreiben. Etwas Öl erhitzen und den Fisch von beiden Seiten anbraten. In einer eingefetteten Auflaufform 10 Minuten backen. Das restliche Öl erhitzen und die Trauben 2 Minuten dünsten, den Wein hinzufügen, aufkochen und dann einköcheln. Die Sauce über den Lachs geben und servieren.

098

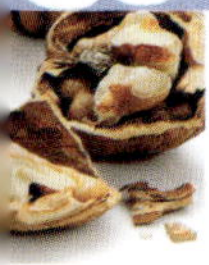

Walnüsse

NÄHRSTOFFE
Kupfer, Mangan; Omega-3-Fettsäuren; Tryptophan

Walnüsse reduzieren das Risiko von Gallensteinen.

GEWÜRZTE WALNÜSSE

1 EL Currypaste
1 TL Mangosaft
1 TL Kreuzkümmel
115 g Walnüsse

Für den Snack zwischendurch. Den Backofen auf 180 °C vorheizen. Currypaste, Mangosaft und Kreuzkümmel zu einer glatten Paste verrühren. Die Walnüsse damit einpinseln und auf einem eingefetteten Backblech 5–10 Minuten backen.

Knacken Sie die Nuss – und schützen Sie Herz, Gehirn und Ihren Schlaf!

Walnüsse sind eine der reichsten Quellen an Antioxidantien, senken messbar den Cholesterinspiegel und reduzieren damit das Herzinfarktrisiko. Zahlreiche Studien beweisen, dass Walnüsse arteriellen Entzündungen entgegenwirken, die vor allem im Alter die Ursache von Funktionsstörungen sind. Nicht nur schmerzende Gelenke zählen dazu, sondern auch Arterienverkalkung, zu hoher Blutdruck, Schlaganfälle und Herzkrankheiten. Auch Osteoporose kann durch Entzündungen verstärkt werden, chronische Entzündungen werden ebenfalls in Zusammenhang mit Krebs gebracht. Eine Handvoll Walnüsse pro Tag kann all diesen Gefahren entgegenwirken.

Freundliche Fette

Walnüsse bieten auch Schutz für Menschen mit Typ-2-Diabetes, denn im Gegensatz zu anderen Nüssen sind sie reich an mehrfach ungesättigten Fettsäuren, insbesondere Omega-3-Fettsäuren, darunter Alpha-Linolensäure. Omega-3-Fettsäuren verhindern, dass die Blutplättchen verklumpen, und fördern die Fließeigenschaften des Blutes, alles Voraussetzungen für gesunde Zellen und eine gute Durchblutung des Gehirns. Und als wäre das nicht schon genug des Guten, enthalten die Nüsse auch noch Melatonin, ein Hormon, das Schlafprobleme und Störungen des Schlaf-Wach-Rhythmus beseitigt.

WALNUSS-BANANEN-DESSERT

2 Bananen, in Stücken
250 ml fettarmer Joghurt
8 EL Walnüsse, gehackt
2 EL Honig

Die Bananen in einen Mixer geben. Den Joghurt, die Hälfte der Walnüsse und den Honig zugeben. Bei langsamer Geschwindigkeit mixen. Sofort mit den restlichen Walnüssen garniert servieren.

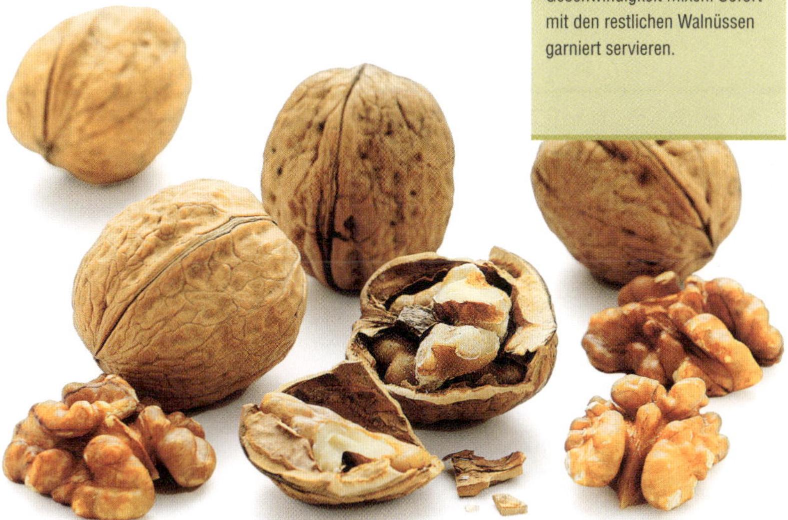

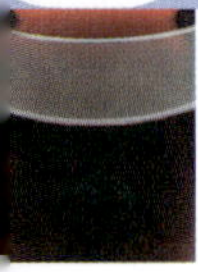

NÄHRSTOFFE
Vitamine B1, B6, C, E; Kalium, Mangan; Flavonoide; Polyphenole

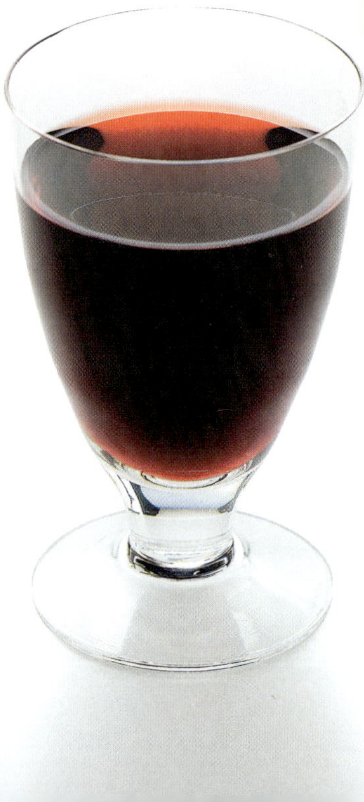

Rotwein

Die gesundheitsfördernden Kräfte des roten Stoffes haben nicht nur etwas mit Alkohol zu tun.

Durch den Gärprozess lassen sich die im Wein enthaltenen Nährstoffe vom Körper besser aufnehmen.

Rotwein ist Bestandteil der mediterranen Kost, die zu einer geringeren Anzahl von Herz-Kreislauf-Erkrankungen und einer höheren Lebenserwartung beiträgt. Er wirkt positiv auf Cholesterin- und Blutdruckwerte, hält den Herzmuskel geschmeidig und beugt Blutgerinnseln vor. Verantwortlich dafür ist auch Resveratrol, ein Antioxidans, das Krebszellen abtöten kann. Rotwein schützt vor Ablagerungen im Gehirn, einer Ursache für Alzheimer. Mehr als ein oder zwei Gläser pro Tag sollten es allerdings nicht sein, weil der Alkohol dann mehr Schäden als Nutzen anrichtet.

GLÜHWEIN

750 ml Rotwein
1 Orange, geschält und halbiert
2 EL Honig
2-cm-Stück Ingwer, geschält und fein gehackt
1 TL Zimt

Alle Zutaten in einen großen Topf geben. Erhitzen, aber nicht zum Kochen bringen und 20 Minuten köcheln lassen, dabei gelegentlich rühren. In Gläser füllen und servieren.

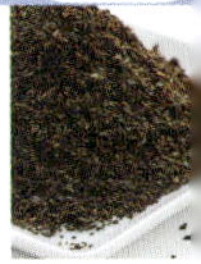

Tee

Lassen Sie die etwa 200 Wirkstoffe jeder Tasse wirken, während Sie sich bei einer Pause entspannen!

Selbst gewöhnlicher Tee hat eine außerordentliche Vielfalt an zuträglichen Wirkstoffen. Tee ist reich an Flavonoiden, pflanzlichen Farbstoffen, die Herzerkrankungen vorbeugen. Vergleichbar damit sind nur Äpfel, Zwiebeln und Brokkoli, die das Risiko von Herzerkrankungen um 20 Prozent minimieren. Für bereits Betroffene reduzieren ein oder zwei Tassen pro Tag die Gefahr einer zweiten Herzattacke um die Hälfte. Die antibakteriellen Effekte beugen Krebserkrankungen des Verdauungstraktes vor. Außerdem hilft Tee gegen die Auswirkungen von Stress, steigert die Aufmerksamkeit und beugt Osteoporose vor.

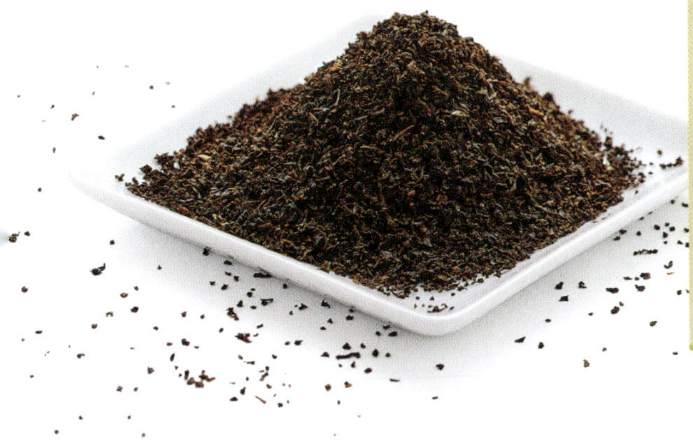

NÄHRSTOFFE

Vitamine B1, B2, B6, C, K, Betacarotin, Folsäure; Fluor, Kalium, Mangan, Zink; Flavonoide

BARA BRITH (WALISISCHES TEEBROT)

350 g Trockenfrüchte
375 ml schwarzer Tee
200 g brauner Zucker (nach Belieben)
600 g Mehl
1 EL Backpulver
1 TL Zimt
1 Ei, geschlagen

Die Trockenfrüchte über Nacht in dem Tee einweichen. Den Ofen auf 160 °C vorheizen. Zucker, Mehl, Backpulver und Zimt in eine Schüssel geben. Das Ei zugeben und gut verrühren. 1½ Stunden backen. Abkühlen lassen, in Scheiben schneiden, mit Butter bestreichen und servieren.

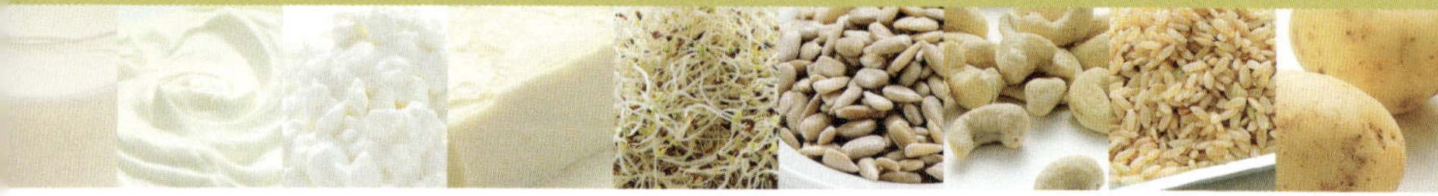

Beschwerden im Überblick

ANÄMIE

Erstes Anzeichen eines Mangels an roten Blutkörperchen sind oft Schwäche oder Erschöpfung, meist verursacht durch Eisen- oder Vitamin-B12-Mangel. Vor allem Frauen sind gefährdet, wenn sie starke Menstruationsblutungen haben und wenig oder kein Fleisch essen, denn der Körper nimmt Eisen aus Fleisch und Fisch leichter auf als aus anderen Quellen. Vitamin-C-haltige Lebensmittel unterstützen dabei. Bei anhaltenden Beschwerden sollte ein Arzt konsultiert werden.

Das kann helfen:

Kichererbsen, Muscheln, Wild, Trockenpflaumen, Grüne Bohnen, Spinat, Algen, Süßkartoffel, Joghurt, Eier, Austern, Milch, Lachs

ARTHRITIS

Osteoarthritis wird durch Abnutzung der Gelenke verursacht. Menschen unter 50 haben daher selten Beschwerden, sofern nicht eine Verletzung vorliegt. Die rheumatoide Arthritis ist eine degenerative Krankheit, die selten vorkommt, aber schon bei jungen Menschen auftreten kann. Es handelt sich um unterschiedliche Krankheiten, aber beide lassen sich durch die entzündungshemmende Wirkung von Lebensmitteln mit einem hohen Gehalt an Omega-3-Fettsäuren lindern. Fetthaltiger Fisch ist allerdings für Menschen mit Gicht (eine weitere Form der Arthritis) nicht empfehlenswert. Calcium, Eisen und Vitamin D haben sich als wirkungsvoll erwiesen. Auch eine Ernährung mit reichlich Obst und Gemüse, die viele andere pflanzliche Wirkstoffe enthält, ist empfehlenswert.

Das kann helfen:

Grüne Bohnen, Kirschen, Kurkuma, Ingwer, Ananas, Granatapfel, Aubergine, Kohl, Pilze, Olivenöl, Kürbis, Lachs, Krause Endivie

ASTHMA UND LUNGENKRANKHEITEN

Lebensmittel mit einem hohen Gehalt an Vitamin C sind dafür bekannt, Asthma und andere Erkrankungen des Brustraums zu bekämpfen. Auch andere Nährstoffe können nützlich sein. Magnesium beispielsweise hilft,

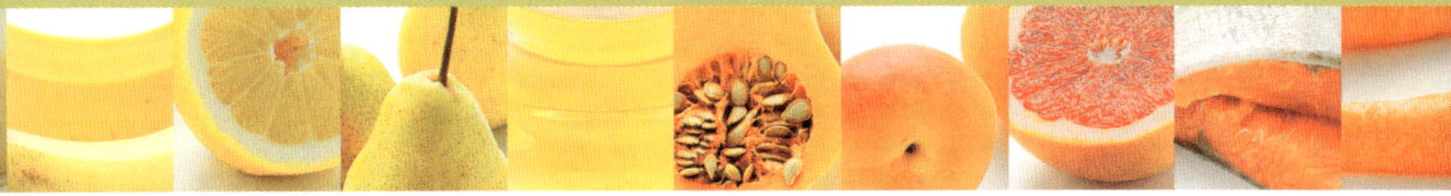

asthmatische Krämpfe zu verhindern.

Das kann helfen:

Grünkohl, Kiwi, Zwiebel, Senf, Muscheln, Rosmarin, Orange, Rote Paprika, Olivenöl

BLASENENTZÜNDUNG

Entzündungen der Blase und der Harnwege gehen mit Schmerzen und erschwertem Wasserlassen einher. Sie müssen unbedingt behandelt werden, sonst kann die Entzündung auf die Nieren übergreifen. Vitamin C bekämpft Infektionen. Einige Lebensmittel verhindern das Anhaften von Bakterien an der Blasenwand. Sie können die Behandlung unterstützen und Neuinfektionen vorbeugen.

Das kann helfen:

Cranberrys, Alfalfasprossen, Heidelbeeren, Kirschen

BLUTHOCHDRUCK

Bei Bluthockdruck steigt das Risiko für Herzinfarkt und Schlaganfall. Bewegung und Stressreduktion können den Blutdruck senken, Übergewicht sollte abgebaut werden. Fetthaltige und salzige Speisen vermeiden.

Das kann helfen:

Apfel, Stangensellerie, Kartoffel, Spinat, Knoblauch, Avocado, Algen, Feigen, Granatapfel, Porree, Pilze, Lachs, Rotwein

DEPRESSIONEN

Der Körper gewinnt aus der Nahrung Neurotransmitter, die direkte Auswirkungen auf die Stimmung haben. Mangelerscheinungen können mentale Probleme verursachen. Depressive Menschen neigen dazu, sich zu vernachlässigen, sodass die Beschwerden durch ungesunde Ernährung verstärkt werden. Aufhellend wirken Lebensmittel, die reich an Tryptophan, Selen, B-Vitaminen und Proteinen sind.

Das kann helfen:

Banane, Algen, Süßkartoffel, Paranüsse, Leinsamen, Naturreis, Aprikose, Leinsamen, Austern, Avocado, Milch

DIABETES

Nahrungsmittel, die Glucose langsam is Blut abgeben, schützen vor Diabetes und können regulierend wirken. Industriell verarbeitete Produkte sollten gemieden werden, ebenso Trockenfrüchte und Säfte, die zwar gesund sind, aber viel Zucker enthalten.

Das kann helfen:

Orange, Grapefruit, Knoblauch, Mandeln, Tofu, Grüner Tee, Süßkartoffel, Zimt, Hafer, Walnüsse

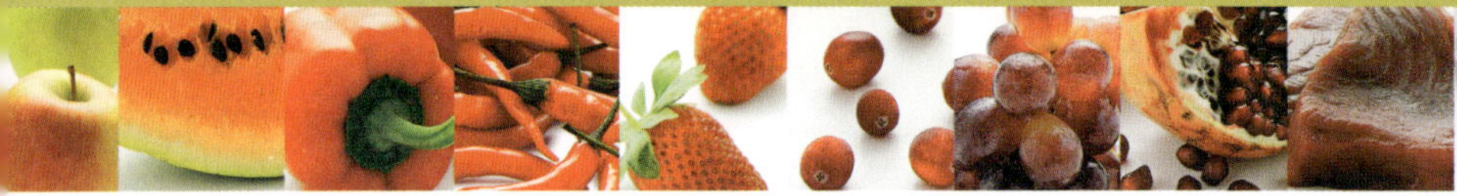

ERSCHÖPFUNG

Wer sieben bis acht Stunden schläft und dennoch oft müde und erschöpft ist, leidet eventuell an Mangelerscheinungen, z. B. hinsichtlich Proteinen, B-Vitaminen und verschiedenen Mineralien. Dieser Mangel tritt oft auf, wenn man überarbeitet ist oder häufig Fast Food isst. Eventuell liegt auch eine leichte Anämie oder Depression vor. Erschöpfungszustände mit ungeklärter Ursache können Anzeichen einer ernsthaften Erkrankung sein. Wenn die Beschwerden trotz Stressvermeidung und gesunder Ernährung anhalten, sollte ein Arzt konsultiert werden.

Das kann helfen:

Cashewkerne, Banane, Paranüsse, Sonnenblumenkerne, Weizenkeime, Pilze, Spargel, Thunfisch

GEDÄCHTNISSCHWIERIGKEITEN

Vergesslichkeit, Konzentrationsschwierigkeiten und „Nebel im Gehirn" werden oft durch Stress und Erschöpfung ausgelöst. Manche Nährstoffe fördern in jedem Alter die Gehirnfunktion, darunter Omega-3-Fettsäuren und die Inhaltsstoffe einiger Kräuter. Sie können die Gehirnfunktionen im fortgeschrittenen Alter verbessern.

Das kann helfen:

Rosmarin, Salbei, Leinsamen, Kidneybohnen, Heidelbeeren, Algen, Zimt, Sonnenblumenkerne, Milch, Tee, Austern, Lachs

HEFEPILZINFEKTIONEN

Hefepilzinfektionen sind besonders im Genitalbereich lästig. Linderung bei Juckreiz bringen Spülungen mit Naturjoghurt oder Bäder in verdünntem Apfelessig. Es kann auch hilfreich sein, lockere Baumwollkleidung zu tragen und heiße Bäder zu vermeiden. Manche Lebensmittel wirken der Ansiedlung von Hefen entgegen und beugen Pilzerkrankungen vor.

Das kann helfen:

Himbeeren, Zimt, Alfalfasprossen, Joghurt

HERZKRANKHEITEN

Gesunde Ernährung ist ein wichtiger Faktor zur Vorbeugung vor Herzkrankheiten. Besonders wirkungsvoll sind alle Arten von Obst und Gemüse, vor allem als Ersatz für fettreiche oder industriell verarbeitete Lebensmittel mit geringem Nährstoffgehalt.

Das kann helfen:

Apfel, Zwiebel, Brokkoli, Olivenöl, Mangold, Kürbis, Oregano, Hafer, Lachs, Walnüsse,

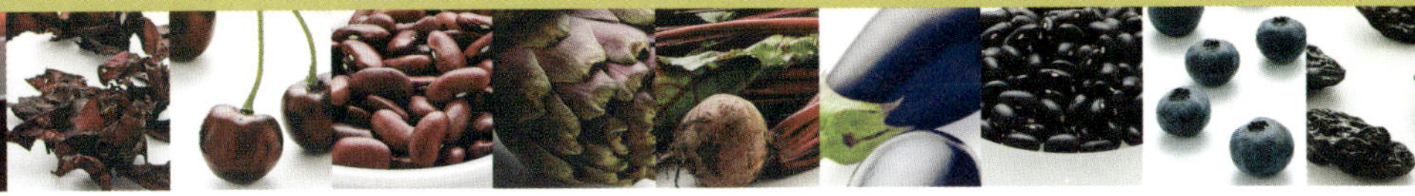

Rotwein, Tee, Grüner Tee, Kürbiskerne, Muscheln, Heidelbeeren, Kirschen, Granatapfel, Knoblauch, Tofu, Kiwi, Trauben, Grüne Bohnen, Grapefruit, Aubergine, Porree, Aprikose, Naturreis, Cashewkerne

INFEKTIONEN

Infektiöse Viren und Bakterien greifen meist das Atmungs- oder Verdauungssystem an. Vitamin-C-reiche Lebensmittel stärken die körpereigene Abwehr, einige Lebensmittel enthalten sogar antibakterielle Inhaltsstoffe. Getränke mit Apfelessig oder frisch gepresstem Zitronensaft und Honig lindern Halsbeschwerden und Kopfschmerzen.

Das kann helfen:

Grünkohl, Basilikum, Rosenkohl, Kichererbsen, Gewürznelken, Koriander, Kiwi, Zwiebel, Orange, Rote Paprika, Knoblauch, Hafer, Chili, Zitrone, Cranberrys, Honig, Himbeeren, Brokkoli, Kreuzkümmel, Ingwer, Pfefferminze, Joghurt, Aubergine, Oregano, Tee

KOPFSCHMERZEN UND MIGRÄNE

Hierfür können verschiedene Ursachen vorliegen, von Müdigkeit bis zur Weitung der Blutgefäße im Gehirn. Linderung bringen Nahrungsmittel, die reichlich Omega-3-Fettsäuren, Vitamin B2, Magnesium oder Calcium enthalten. Auslöser für Migräne können auch Fleischkonserven, pikanter Käse, Sauerkonserven, fette Speisen, Kaffee oder der Süßstoff Aspartam sein.

Das kann helfen:

Kichererbsen, Algen, Wild, Hüttenkäse, Milch

KREBS

Laut Weltgesundheitsorganisation ließe sich ein Drittel aller Krebserkrankungen durch gesunde Ernährung vermeiden. Viele natürliche Pflanzenwirkstoffe reduzieren das Krebsrisiko. Obst und Gemüse aller Art enthalten Stoffe mit unterschiedlicher Wirkweise, die Krebs vorbeugen.

Das kann helfen:

Grünkohl, Karotte, Zwiebel, Himbeeren, Muscheln, Orange, Rote Paprika, Kurkuma, Wild, Apfel, Rote Bete, Brokkoli, Blumenkohl, Kreuzkümmel, Ingwer, Brunnenkresse, Grapefruit, Galia-Melone, Birne, Erdbeeren, Knoblauch, Roggen, Naturreis, Heidelbeeren, Kirschen, Granatapfel, Aubergine, Kohl, Porree, Pilze, Oliven, Mangold, Kürbis, Oregano, Hafer, Lachs, Rotwein

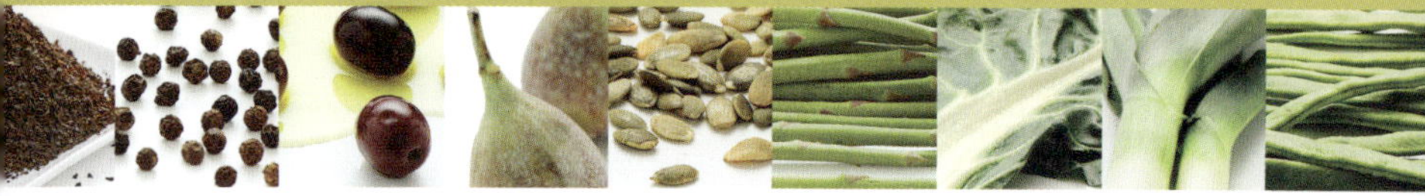

MAGENGESCHWÜRE

Die schmerzhaften Schäden der Magenwand werden durch das Bakterium *Helicobacter pylori* verursacht und lassen sich oft mit Antibiotika bekämpfen. Stress oder ungesundes Essverhalten können die Erkrankung begünstigen. Antibakterielle Lebensmittel hingegen können vorbeugend wirken.

Das kann helfen:

Orange, Brokkoli, Joghurt, Chili, Knoblauch, Banane

OSTEOPOROSE

Wer vor dem 30. Lebensjahr stabile Knochen aufbaut, beugt brüchigen Knochen im Alter vor. Krafttraining ist dabei hilfreich. Sonnenlicht regt den Körper zur Bildung von Vitamin D an, das für die Bildung von Knochensubstanz mithilfe von Calcium aus der Nahrung verantwortlich ist. Auch Milchprodukte und fetthaltiger Fisch enthalten Vitamin D. Wichtig sind ferner Vitamin K und verschiedene Mineralien. Wenn Osteoporose bereits vorliegt, können sie das Fortschreiten der Krankheit verlangsamen.

Das kann helfen:

Kopfsalat, Feigen, Kirschen, Soja, Olivenöl, Tee, Grünkohl, Zwiebel, Cashewkerne, Hühnchen, Käse, Grüne Bohnen, Spinat, Erbsen, Rukola, Algen, Mangold

PRÄMENSTRUELLES SYNDROM (PMS)

Wer vor der Periode reizbar oder depressiv ist, sich aber bei ihrem Einsetzen besser fühlt, leidet vermutlich an PMS. Zucker- und fetthaltige „Tröster" verstärken die Beschwerden. Lebensmittel mit viel Vitamin B6, D und E, Magnesium und Calcium dagegen wirken lindernd.

Das kann helfen:

Milch, Hüttenkäse, Banane, Süßkartoffel, Leinsamen

REIZDARMSYNDROM

Zu den lästigen und manchmal schmerzhaften Symptomen gehören Verstopfung, Durchfall, Blähungen, Übelkeit oder alle zusammen. Die Beschwerden können durch bestimmte Lebensmittel ausgelöst werden, z. B. Milchprodukte, scharfe Gewürze oder den Süßstoff Sorbit. Auch Tee, Kaffee und Alkohol können Reizungen verursachen. Manchmal entsteht das Reizdarmsyndrom als Folge chronischer Verstopfung. Dann lässt es sich durch ballaststoffreiche Nahrung, regelmäßige Bewegung, reichlich Flüssigkeit und

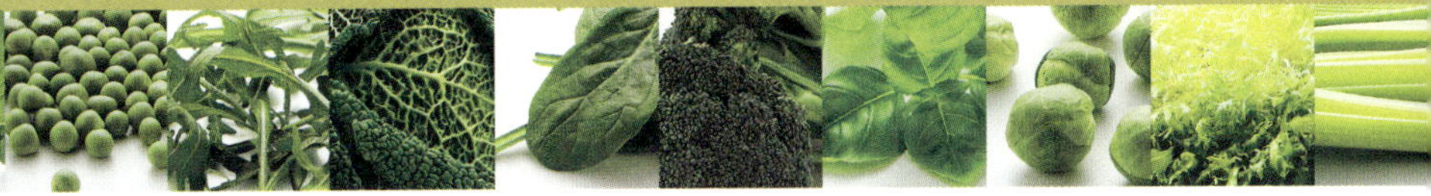

regelmäßige Mahlzeiten (nicht zu spät abends) lindern. Bei Blähungen ist von Hülsenfrüchten abzuraten.

Das kann helfen:

Himbeeren, Artischocke, Pfefferminze, Birne, Feigen, Apfel, Salatgurke, Trockenpflaumen, Schwarzer Pfeffer, Kreuzkümmel, Ingwer

STIMMUNGSSCHWANKUNGEN

Schwankungen des Blutzuckerspiegels können Stimmungsschwankungen verursachen. Betroffene sind in einem Moment aufgedreht, im nächsten erschöpft, gestresst oder deprimiert. Ursache dieser Schwankungen sind oft industriell verarbeitete oder zuckerreiche Lebensmittel, die auch andere Krankheiten wie Diabetes nach sich ziehen können. Günstig bei derartigen Beschwerden sind Lebensmittel, die den Blutzuckerspiegel sanft regulieren.

Das kann helfen:

Zimt, Grünkohl, Honig, Kichererbsen, Linsen, Schwarze Bohnen, Himbeeren, Orange, Trockenpflaumen, Grapefruit, Erbsen, Zucchini, Roggen, Süßkartoffel, Naturreis, Heidelbeeren, Porree, Hafer, Tofu, Grüner Tee, Walnüsse

STRESS

Die richtige Ernährung kann Nervosität, Reizbarkeit und auch Depressionen lindern. Hülsenfrüchte enthalten viel beruhigendes Kalium sowie Magnesium, das die Entspannung fördert.

Das kann helfen:

Algen, Leinsamen, Naturreis, Sonnenblumenkerne, Tee, Paranüsse, Spargel, Avocado, Banane, Kidneybohnen

WECHSELJAHRES-BESCHWERDEN

In den Jahren vor der Menopause kann der Östrogenspiegel schwanken, danach sinkt er rasch ab. Auch Depressionen, Erschöpfung und Gedächtnisschwierigkeiten können in dieser Lebensphase auftreten. Probleme, die sich daraus ergeben, lassen sich durch die Ernährung regulieren. Phytoöstrogene ersetzen einen Teil des fehlenden körpereigenen Hormons. Vitamin-E-reiche Lebensmittel lindern Hitzewallungen, Schlafstörungen und Schweißausbrüche.

Das kann helfen:

Roggen, Tofu, Leinsamen, Algen, Salbei, Naturreis, Mangold, Sonnenblumenkerne, Olivenöl

Glossar

Anthocyane Farbige Pigmente in verschiedenen Obst- und Gemüsesorten, wirkungsvolle Antioxidantien.

Antioxidantien Inhaltsstoffe von Obst und Gemüse, die den schädlichen Wirkungen freier Radikale entgegenwirken.

Bakterien Mikroskopisch kleine, einzellige Organismen. Einige unterstützen Körperfunktionen, andere verursachen Krankheiten.

Ballaststoffe Pflanzliche Faserstoffe, die nicht vom Körper aufgenommen werden, aber die Verdauung fördern. Sie regulieren den Blutzucker und den Cholesterinspiegel. Unlösliche Ballaststoffe regen die Darmtätigkeit an.

Betacarotin Ein Inhaltsstoff mancher Obst- und Gemüsesorten, der vom Körper in Vitamin A umgewandelt wird.

Blutzucker Die Form, in der Brennstoff aus der Nahrung über das Blut transportiert wird, um die Zellen mit Energie zu versorgen. Viele industriell verarbeitete Lebensmittel verursachen starke Schwankungen des Blutzuckerspiegels, Stimmungsschwankungen und Energie-Tiefs. Der Körper produziert das Hormon Insulin, das den Blutzuckerspiegel reguliert. Bei Diabetikern ist die körpereigene Insulinproduktion gestört.

Carotinoide Farbige Pigmente in verschiedenen Obst- und Gemüsesorten. Einige werden im Körper in Vitamin A umgewandelt.

Cholesterin Fett, das der Körper aus Nahrungsfetten produziert und der z. B. für den Aufbau der Zellwände benötigt wird. Cholesterin lagert sich an den Arterienwänden ab und behindert den Blutstrom zum Herz und Gehirn – Gerinnsel und Schlaganfälle können die Folge sein. Diese Wirkung hat das „schlechte" LDL-Cholesterin, während das „gute" HDL-Cholesterin Fette aus dem Blutstrom beseitigt.

Diuretikum Ein Produkt oder Lebensmittel, das die Ausscheidung von Flüssigkeit anregt.

Entschlackung Die natürliche Ausscheidung von Giftstoffen. Kann durch den Genuss bestimmter Lebensmittel gefördert werden.

Enzyme Proteine, die im Körper bestimmte chemische Vorgänge ermöglichen, z. B. die Verdauung.

Fette Eine der drei wichtigen Lebensmittelgruppen (neben Proteinen und Kohlehydraten). Fette werden für verschiedene Zwecke gebraucht, u. a. zur Zellreparatur und zur Aufnahme einiger Vitamine. Mehrfach und einfach ungesättigte Fette gelten als besonders gesund. Zu viele gesättigte Fette (meist tierischen Ursprungs) können den Cholesterinspiegel anheben. Auch gehärtete Fette, die in industriell zubereiteten Lebensmitteln oft enthalten sind, gelten als gesundheitsschädlich.

Flavonoide Oberbegriff für eine Gruppe von Antioxidantien, die in vielen natürlichen Lebensmitteln enthalten sind.

Freie Radikale Hochreaktionsfähige Moleküle, die einen Anteil an degenerativen Krankheiten und Alterungsprozessen haben.

Glykämischer Index (GI) Ein Maß für die Geschwindigkeit, mit der der Körper Glucose aus Nahrung gewinnt. Lebensmittel mit niedrigem GI sind gesünder, weil sie Glucose langsamer abgeben. So werden Blutzuckerspiegel und Appetit reguliert.

Glykogen Eine Form, in der Energie zur späteren Verwendung in den Muskeln gespeichert wird.

HDL *siehe* Cholesterin

Hülsenfrüchte Die frischen oder getrockneten Samen verschiedener Schmetterlingsblütler, z. B. Augenbohnen, Kidneybohnen, Kichererbsen, Sojabohnen (auch in Form von Tofu) und Linsen.

Hypertonie Bluthochdruck, manchmal durch Ablagerungen an den Arterienwänden verursacht.

Karzinogen Eine Substanz, die Krebs verursacht.

Kohlehydrate Energieliefernde Stärke oder Zucker, die der Körper in Glucose (zur sofortigen Energienutzung) und Glykogen aufspaltet, das für die spätere Nutzung in Leber und Muskeln gespeichert wird.

Kreuzblütler Eine Pflanzengruppe, zu der die Kohlgewächse gehören. Alle sind reich an gesunden Inhaltsstoffen.

LDL *siehe* Cholesterin

Leptin Ein Hormon, das den Appetit reguliert. Seine Produktion wird möglicherweise durch Omega-3-Fettsäuren angeregt.

Lignane Antioxidantien in bestimmten Lebensmitteln, deren Struktur dem Hormon Östrogen ähnelt. Sie sollen Beschwerden während der Menopause lindern.

Lycopin Antioxidans und Carotinoid in Tomaten und anderem rotem Gemüse. Günstig für die Krebsprophylaxe.

Nitrate Lebensmittel-Zusatzstoffe, die im Verdacht stehen, krebserregend zu sein.

Omega-3-Fettsäuren Eine Gruppe ungesättigter Fette (vor allem in fetthaltigem Fisch enthalten), die der Gesundheit von Geist und Körper zuträglich sind.

Oxalate Stoffe, die in manchen Lebensmitteln vorkommen und bei empfindlichen Menschen Galle oder Leber schädigen können.

Perimenopause Die Zeit vor und unmittelbar nach der Menopause einer Frau.

Phytochemikalien oder **Phytowirkstoffe** In Obst und Gemüse enthaltene natürliche Antioxidantien.

Phytosterol Pflanzliche Verbindung, die den Cholesterinspiegel senkt.

Plaque Durch Cholesterin und andere Fette verursachte Beläge behindern den Blutfluss durch die Arterien. Durch Protein-Fragmente verursachte Ablagerungen im Gehirn werden mit der Alzheimer-Krankheit in Verbindung gebracht.

Polyphenole Eine Art von Antioxidantien.

Proteine Eiweißhaltige Makromoleküle, die für Wachstum und Gewebereparatur benötigt werden. Vor allem in tierischen Lebensmitteln enthalten, aber auch in Nüssen, Samen und Hülsenfrüchten.

Resveratrol Krebsvorbeugendes, entzündungshemmendes und antivirales Antioxidans in blauen Trauben (auch in Rotwein) oder Heidelbeeren.

Salzsäure Der Hauptbestandteil der Magensäure.

Serotonin Ein Stoff, der von den Nervenzellen produziert wird und stimmungsaufhellend wirkt. Auch in einigen Lebensmitteln enthalten.

Tryptophan Eine Aminosäure, die in den stimmungsaufhellenden Stoff Serotonin umgewandelt wird.

Register

Alfalfasprossen 49
Algen 86–87
Ananas 47
Apfel 32–33
Apfelessig 80
Aprikose 82
Artischocke 34
Aubergine 105
Austern 98
Avocado 85
Banane 83
Basilikum 20
Birne 65
Blumenkohl 37
Brokkoli 36
Brunnenkresse 40
Cashewkerne 59
Chili 73
Cranberrys 10
Eier 62
Erbsen 69
Erdbeeren 67
Feigen 101
Galia-Melone 66
Gewürznelken 21
Granatapfel 104
Grapefruit 64
Grüne Bohnen 52–53
Grüner Salat 108
Grüner Tee 81
Grünkohl 16–17
Hafer 114
Heidelbeeren 100
Himbeeren 13
Honig 29
Hühnchen 60
Hüttenkäse 79
Ingwer 43
Joghurt 45
Karotte 15
Kartoffel 51
Käse 61
Kichererbsen 25
Kidneybohnen 92
Kirschen 102–103
Kiwi 11
Knoblauch 70–71
Kohl 106
Koriander 22
Krause Endivie 39
Kreuzkümmel 42
Kürbis 112
Kürbiskerne 57
Kurkuma 24
Lachs 115
Leinsamen 96–97
Linsen 56
Mandeln 74
Mangold 111
Milch 99
Muscheln 26–27
Naturreis 93
Oliven 110
Orange 12
Oregano 113
Paprika 19
Paranüsse 94
Pfefferminze 44
Pilze 109
Porree 107
Roggen 75
Rosenkohl 14
Rosmarin 90
Rote Bete 35
Rotwein 118
Rukola 72
Salatgurke 38
Salbei 91
Schwarze Bohnen 55
Schwarzer Pfeffer 41
Senf 23
Sonnenblumenkerne 95
Spargel 84
Spinat 54
Stangensellerie 50
Süßkartoffel 88
Tee 119
Thunfisch 78
Tofu 76–77
Tomatensaft 63
Trauben 46
Trockenpflaumen 31
Walnüsse 116–117
Wassermelone 48
Weizenkeime 58
Wild 28
Zimt 89
Zitrone 30
Zucchini 68
Zwiebel 18